最強にわかる!!

人体

病気編

はじめに

脳，心臓，肺，胃腸，肝臓，膵臓……。私たちが生きていけるのは，人体にあるさまざまな臓器が役割を果たし，協調してはたらいてくれるからです。また，私たちが健康でいられるのは，人体にそなわっている免疫が，ウイルスや細菌などの病原体から体を守ってくれるからです。

しかし，臓器も免疫も，能力には限界があります。かたよった食事や運動不足などがつづくと，臓器はこわれてしまいます。特定の異物がくりかえし体内に入ると，免疫は過剰に反応するようになってしまいます。そして臓器や免疫の異常は，さまざまな症状をもつ病気となって，人体にあらわれるのです。

本書は，人体のしくみと病気を，ゼロから学べる1冊です。脳出血や心筋梗塞などの臓器の病気から，アレルギーなどの免疫の病気，かぜ，インフルエンザ，新型コロナウイルス感染症まで，“最強に”わかりやすく解説しました。どうぞご覧ください。

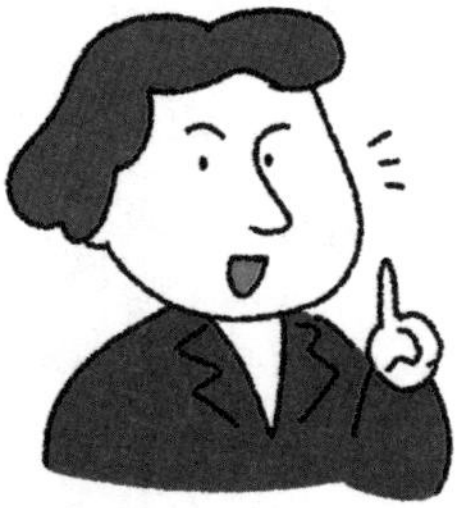

ニュートン式
超図解 最強にわかる!!

人体 病気編

イントロダクション

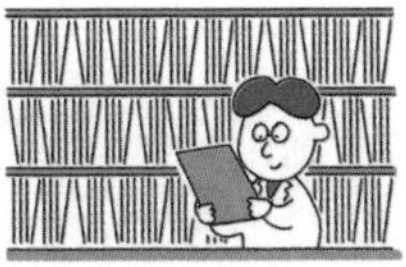

1. 臓器のしくみと病気

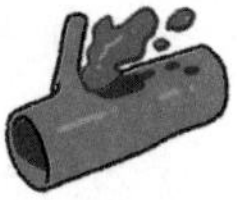

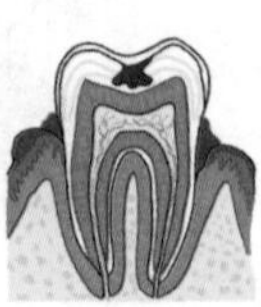

心臓

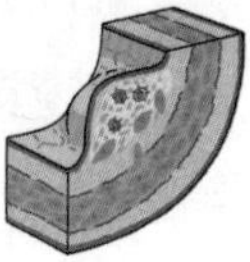

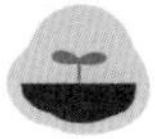

肺

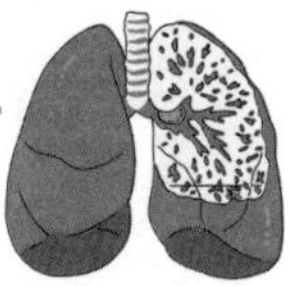

胃腸

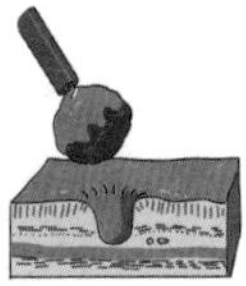

肝臓

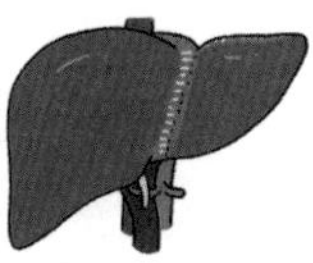

膵臓

そのほか

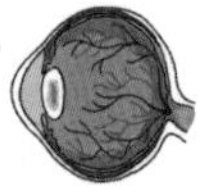

2. 免疫のしくみと病気

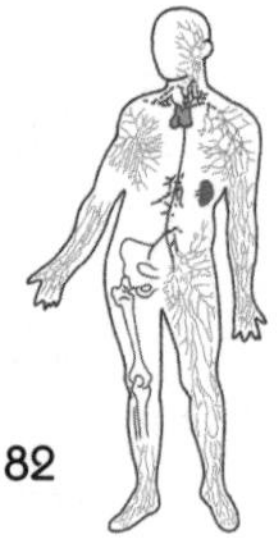

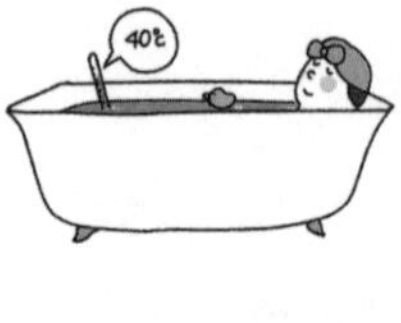

3. インフルエンザとかぜ，新型コロナ

インフルエンザ

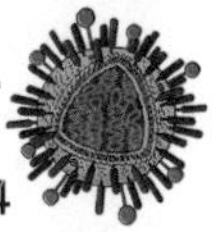

かぜ

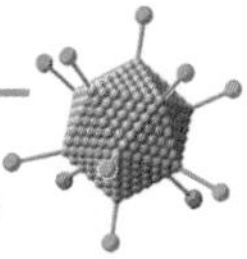

新型コロナ

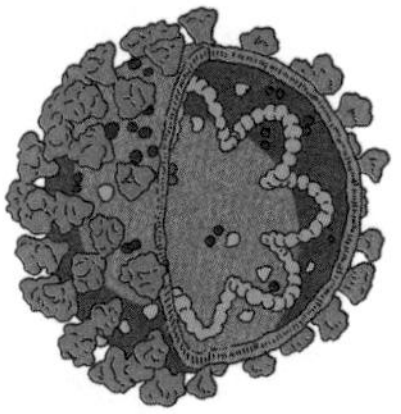

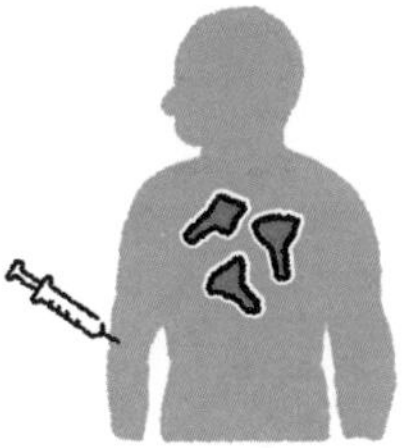

イントロダクション

病気とは，大ざっぱにいうと，人体が正常ではなくなった状態といえます。私たち日本人は，どのような病気にかかるのでしょうか。イントロダクションではまず，日本人の死因と，患者数の多い病気をみてみましょう。

1 日本人の死因の第１位はがん，第２位は心臓病

2020年は，3.6人に１人が，がんで死亡

最初に，日本人の死因の順位について，みてみましょう。

厚生労働省の調査によると，2020年の日本人の死亡者数は，137万2755人でした。**死因の第１位は「がん」で，死亡者数は37万8385人，死亡者総数に占める割合は27.6％でした（右ページの表）。**2020年は，亡くなった人のおよそ3.6人に１人が，がんで亡くなったことになります。がんによる死亡者は年々増加しており，1981年以降，死因の第１位がつづいています。

2018年以降，死因の第３位は「老衰」

2020年の死因の第２位は「心疾患（高血圧性を除く）」で，死因の第３位は「老衰」でした。老衰とは，加齢によって全身の機能が衰えることをいいます。老衰による死亡者数は2001年以降ふえており，2018年以降は「脳血管疾患」と入れかわり，死因の第３位となっています。

2020年は，2019年末に中国でみつかった新型コロナウイルス感染症が，新しい死因に加わりました。死亡者数は3466人で，死亡者総数に占める割合は0.3％でした。

日本人の死因の順位

2020年の日本人の死因を，第10位まで表にまとめました。
左の列が総数，真ん中の列が男性，右の列が女性です。

順位	総数			男性			女性		
	死因	死亡者数	%	死因	死亡者数	%	死因	死亡者数	%
1	がん	37万8385	27.6	がん	22万0989	31.3	がん	15万7396	23.6
2	心疾患	20万5596	15.0	心疾患	9万9304	14.0	心疾患	10万6292	16.0
3	老衰	13万2440	9.6	脳血管疾患	5万0390	7.1	老衰	9万6661	14.5
4	脳血管疾患	10万2978	7.5	肺炎	4万4902	6.4	脳血管疾患	5万2588	7.9
5	肺炎	7万8450	5.7	老衰	3万5779	5.1	肺炎	3万3548	5.0
6	誤嚥性肺炎	4万2746	3.1	誤嚥性肺炎	2万5081	3.5	誤嚥性肺炎	1万7665	2.7
7	不慮の事故	3万8133	2.8	不慮の事故	2万1944	3.1	不慮の事故	1万6189	2.4
8	腎不全	2万6948	2.0	腎不全	1万3961	2.0	アルツハイマー病	1万3608	2.0
9	アルツハイマー病	2万0852	1.5	自殺	1万3588	1.9	血管性などの認知症	1万3169	2.0
10	血管性などの認知症	2万0815	1.5	慢性閉塞性肺疾患（COPD）	1万3465	1.9	腎不全	1万2987	2.0

（出典：厚生労働省「令和2年（2020）人口動態統計」）

2 患者数第１位は高血圧，第２位は歯周病

2017年，高血圧の患者数は993万7000人

次に，日本人の患者数の多い病気の順位を，みてみましょう。

厚生労働省の調査によると，2017年に医療施設を利用した日本人の患者数は，第１位が「高血圧性疾患」で，患者数は993万7000人でした（右ページの表）。患者数の第２位は「歯肉炎および歯周疾患」で398万3000人，第３位は「糖尿病」で328万9000人でした。歯肉炎および歯周疾患とは，いわゆる「歯周病」のことです。

「脂質異常症」は，女性患者が多い

病気の中には，性別によって，患者数の大きくことなるものもあります。2017年，たとえば「脂質異常症」は，女性患者数が156万5000人だったのに対して，男性患者数は63万9000人でした。「関節症」は，女性患者数が110万8000人だったのに対して，男性患者数は32万3000人でした。一方，「虚血性心疾患（狭心症や心筋梗塞など）」は，女性患者数が27万4000人だったのに対して，男性患者数は44万9000人でした。

自分がどのような病気にかかりやすいかを知っていれば，毎日の健康管理にいかすことができます。

日本人の患者数の順位

2017年の日本人の患者数を，第18位まで表にまとめました。左の列が総数，真ん中の列が男性，右の列が女性です。

順位	総数		男		女	
	病名	患者数	病名	患者数	病名	患者数
1	高血圧性疾患	993万7000	高血圧性疾患	431万3000	高血圧性疾患	564万3000
2	歯肉炎および歯周疾患	398万3000	糖尿病	184万8000	歯肉炎および歯周疾患	236万3000
3	糖尿病	328万9000	歯肉炎および歯周疾患	162万1000	脂質異常症	156万5000
4	脊柱障害	236万0000	脊柱障害	98万3000	糖尿病	144万2000
5	歯の補てつ	224万3000	歯の補てつ	90万9000	脊柱障害	137万8000
6	脂質異常症	220万5000	う蝕	83万2000	歯の補てつ	133万4000
7	う蝕	190万7000	脂質異常症	63万9000	関節症	110万8000
8	関節症	143万1000	脳血管疾患 （脳梗塞や脳出血など）	55万6000	う蝕	107万5000
9	気分障害・感情障害 （躁うつ病を含む）	127万6000	ぜん息	50万9000	気分障害・感情障害 （躁うつ病を含む）	78万1000
10	ぜん息	111万7000	気分障害・感情障害 （躁うつ病を含む）	49万5000	乳房および女性 生殖器の疾患	72万1000
11	脳血管疾患 （脳梗塞や脳出血など）	111万5000	前立腺肥大症	47万3000	緑内障	63万0000
12	緑内障	107万7000	虚血性心疾患 （狭心症や心筋梗塞など）	44万9000	ぜん息	60万7000
13	白内障	94万7000	緑内障	44万7000	白内障	60万5000
14	急性上気道感染症	86万6000	急性上気道感染症	38万0000	骨の密度および構造の 障害（骨粗鬆症など）	59万7000
15	神経症性障害，ストレス関連 障害および身体表現性障害	83万3000	統合失調症，統合失調症型 障害および妄想性障害	37万9000	脳血管疾患 （脳梗塞や脳出血など）	55万8000
16	統合失調症，統合失調症型 障害および妄想性障害	79万2000	白内障	34万3000	神経症性障害，ストレス関連 障害および身体表現性障害	55万1000
17	乳房および女性 生殖器の疾患	72万3000	関節症	32万3000	急性上気道感染症	48万6000
18	虚血性心疾患 （狭心症や心筋梗塞など）	72万0000	睡眠障害	31万5000	骨折	42万8000

注：「歯の補てつ」は，欠損した歯を人口の歯や冠で補い，機能を修復することです。表には「がん」が含まれていないものの，さまざまな種類のがんを合計すると，総患者数は178万2000人となります。
（出典：厚生労働省「平成29年（2017）患者調査」）

WHO「病気は約1万8000種類」

世の中には，いったいどれぐらいの病気があるのでしょうか。病気は，大ざっぱにいうと，人体が正常ではなくなった状態といえます。しかし，正常とはどういう状態なのか，正常と病気の境界はどこにあるのかなど，突きつめて考えるとむずかしい問題です。

WHO（世界保健機関）が2019年5月に採択した「国際疾病分類（ICD）」の第11回改訂版（ICD-11）には，約1万8000種類の病気が掲載されています。ICDは，国際的に統一した基準で定められた死因と疾病の分類です。ICD-10からICD-11への改訂は約30年ぶりに行われ，病気の分類も約4000種類ふえました。

ICD-11から新しく掲載された病気の一つに，「ゲーム障害」があります。ゲーム障害は依存症の一種で，ゲームの快感が忘れられないために，ゲームをやめたくてもやめられない病気です。今後も時代のうつりかわりとともに，新しい病気が追加されていくものと予想されます。

1. 臓器のしくみと病気

人体には，さまざまな臓器があります。そのうちの一つでも正常にはたらかなくなると，私たちは深刻な影響を受けてしまいます。第1章では，主な臓器ごとに，しくみと病気をみていきましょう。

— 脳 —

1 体よ動け！ 脳はコントローラー

「大脳」は，高度な精神活動をいとなむ

ヒトの脳は，精神活動をいとなむと同時に，体の動きや感覚を統御し，さらに自律神経やホルモンを通して生命を維持する役割を果たしています。その重さは，1200～1500グラムほどです。

脳は，「大脳」と「小脳」と，内側にかくれた「脳幹」からなります。大脳には，視覚や聴覚，運動の指令などの決まった役割をになう領域があり，その間には高度な精神活動をいとなむ連合野が広がっています。小脳は，内耳の平衡感覚とともにふらつかないよう体のバランスをとったり，眼球の動きを調節したり，大脳や脊髄と結びついて運動や姿勢を調節したりしています。

「中脳」「橋」「延髄」は，自律神経を調整

脳幹は，大脳の基部にある「間脳」と，間脳の下にある「中脳」「橋」「延髄」からなります。

間脳は，視床と視床下部からなります。視床は脊髄などからきた感覚の情報を大脳に伝え，大脳からの運動の指令を調節します。視床下部は，本能や情動の中枢であり，下垂体からのホルモンの分泌を調節する役目もあります。中脳，橋，延髄は，生命を維持するために重要な自律機能を調節しています。

脳

左脳の断面をえがきました。脳は，大脳と小脳，脳幹からなります。脳幹は，間脳（視床と視床下部），中脳，橋，延髄からなります。

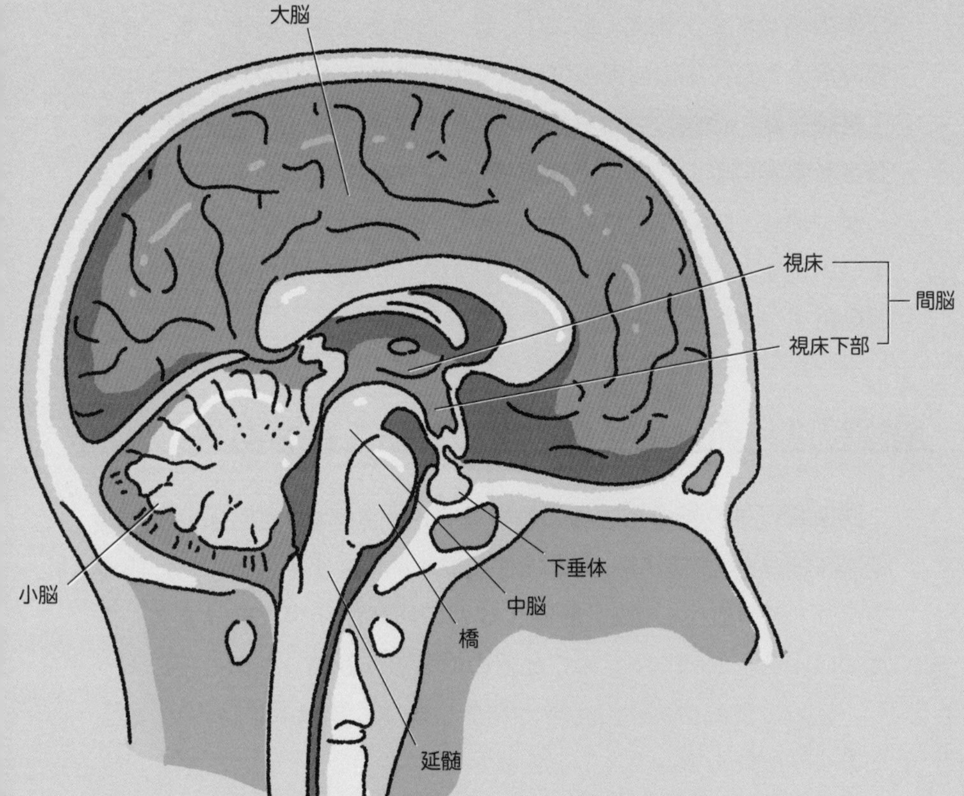

脳はさまざまな部位から構成されているコン。

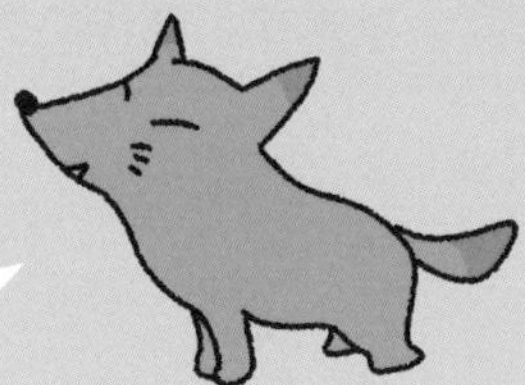

— 脳 —

2 脳梗塞は，脳の血管がつまっておきる

「脳血栓」と「脳塞栓」に分類される

脳の主な病気である「脳卒中《のうそっちゅう》」は，脳血管障害の総称です。脳血管障害のうち，脳の血管がつまっておきる病気が「脳梗塞《のうこうそく》」です。

脳梗塞は，血管のつまり方から，主に「脳血栓《のうけっせん》」と「脳塞栓《のうそくせん》」に分類されます。脳血栓とは，動脈硬化などで細くなった脳動脈に，少しずつ血栓（血のかたまり）ができて血流をせき止めてしまうことをいいます。一方，脳塞栓は，主に心臓でできた血栓が流れてきて，脳動脈をつまらせることでおきます。

脳塞栓は，発作に突然みまわれることもある

脳血栓には，細い脳動脈でおきる「ラクナ梗塞」と，より太い脳動脈でおきる「アテローム血栓性梗塞」があります。糖尿病，脂質異常症（高脂血症），脳動脈硬化などの病気が原因となります。急激な血圧低下や脱水のために血液の成分濃度が高くなることによって，血液の流れの停滞がおき，発症します。年齢的には60歳以上に多くみられます。

脳塞栓は，不整脈などの心疾患，過労，酒の飲みすぎが原因となります。発作に，突然みまわれることもあります。

脳梗塞の主なタイプ

脳梗塞は，血管のつまる部位やつまり方によって，分類されます。ここでは，三つのタイプを示しました。

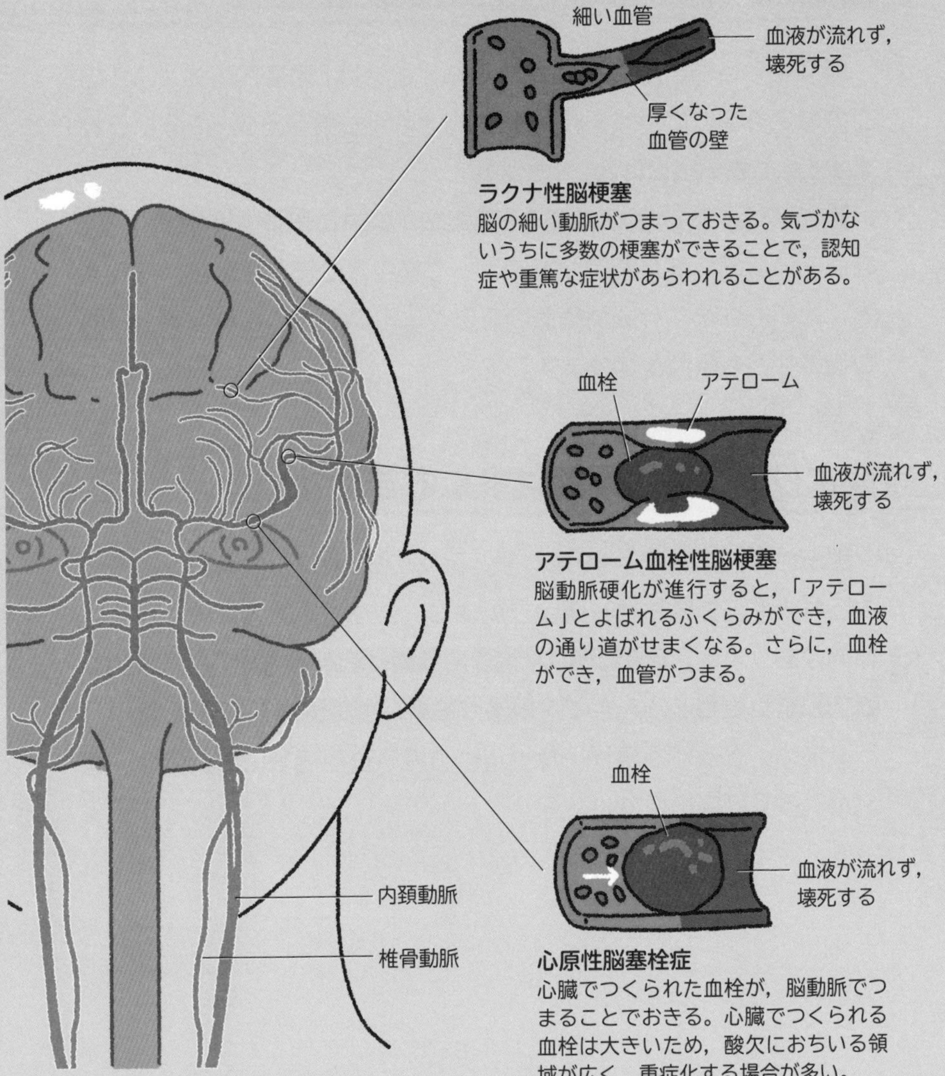

ラクナ性脳梗塞
脳の細い動脈がつまっておきる。気づかないうちに多数の梗塞ができることで，認知症や重篤な症状があらわれることがある。

アテローム血栓性脳梗塞
脳動脈硬化が進行すると，「アテローム」とよばれるふくらみができ，血液の通り道がせまくなる。さらに，血栓ができ，血管がつまる。

心原性脳塞栓症
心臓でつくられた血栓が，脳動脈でつまることでおきる。心臓でつくられる血栓は大きいため，酸欠におちいる領域が広く，重症化する場合が多い。

— 脳 —

3 血圧の上昇で血管が破裂。脳出血

脳出血は，脳の組織の中に出血する

脳卒中のうち，脳の血管がやぶれておきる「頭蓋内《とうがいない》出血」は，出血のおきる部位によって，「脳出血」と「くも膜下出血」に分けられます（くも膜下出血は24ページ）。

脳出血は，脳の組織である「脳実質」の中に出血する病気です。高血圧，加齢，栄養不足などによって脳内の血管が弱化し，破裂することでおきます。脳動静脈の奇形や，出血をおこしやすい全身的な病気なども原因となります。

夜間より朝夕に，季節は冬におきやすい

脳出血は，年齢では40歳以降，とくに60歳以上の高齢者に多くみられます。時間帯は夜間より朝夕に，また季節は冬におきやすい傾向があります。**飲酒や過労，精神的緊張，興奮，食事や入浴などで，血圧が急に上がったときに，動脈が破裂して脳出血がおきます。**

戦前の，タンパク源が少なく塩分の多い食生活下においては，脳卒中の多くは脳出血でした。

脳出血のおきやすい部位

脳出血は，高血圧によってもろくなった脳の動脈が，血圧の上昇などによって突然破れておきます。脳出血がおきやすい部位とその発症率，それぞれの症状を示しました。

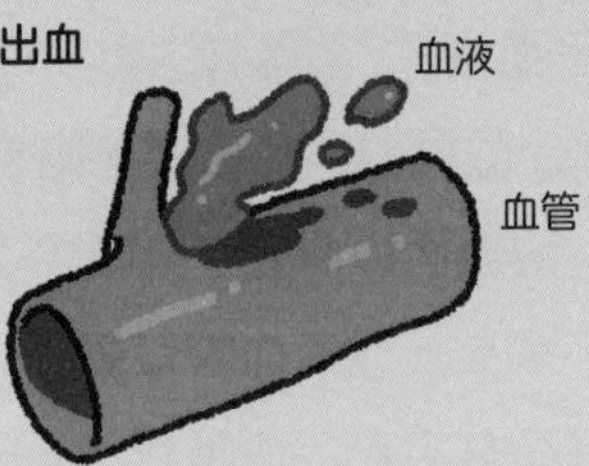

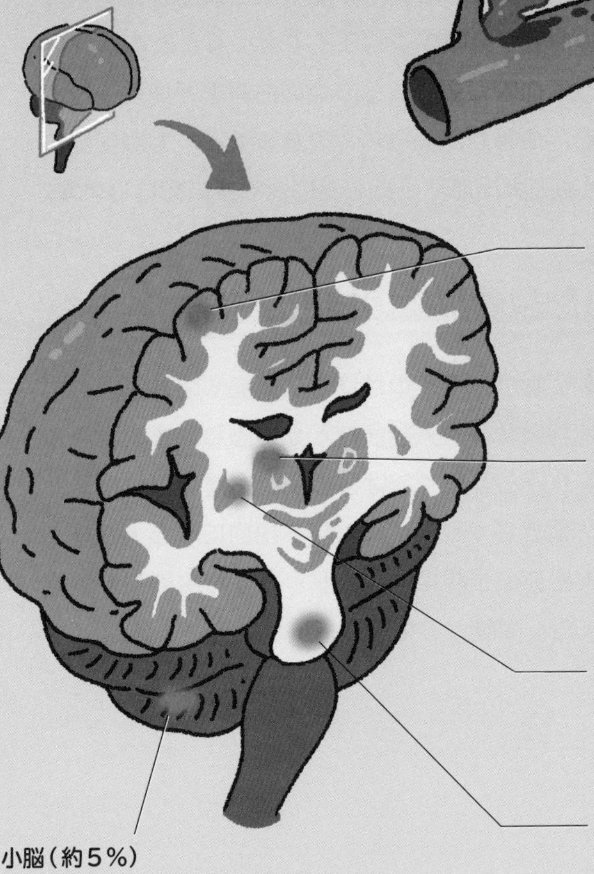

皮質（約10％）
言語障害や，物の名がわからなくなる失認証，日常の行為のしかたがわからなくなる失行症，手足のどれか一つがおかしくなる単麻痺などがみられる。

視床（約30％）
意識障害とともに，両眼が下方向を向いた寄り目となったり，半身知覚麻痺や，指をどちら側に曲げているのかわからないといった症状がみられる。

被殻（約50％）
体の半身麻痺や，顔面神経麻痺，病巣側へ両眼がかたよるなどの症状がみられる。

橋（約5％）
瞳が小さくなる縮瞳，急激な昏睡，足の裏を刺激することで親指がそりかえる「バビンスキー反射」，硬直などがみられる。

小脳（約5％）
病巣の反対側へ両眼が向いたり，めまいや嘔吐，起立困難，歩行困難などの症状がみられる。

— 脳 —

4 くも膜下出血は，血管のこぶが破れておきる

最初の大出血で，手術も間に合わずに死亡する

くも膜下出血は，「くも膜」の下にある，脳の外表面を走る血管の「動脈瘤《どうみゃくりゅう》」が破れて，くも膜と脳表面の間に出血が広がる病気です。とくに，脳表面の血管が分岐するところでよくおきます。

動脈瘤は，歳をとって血管が弱り，分岐点の血管壁が血流の圧力に耐えきれなくなると，血管がふくらんでできます。くも膜下出血では，多くの人が，最初の大出血で手術も間に合わずに死亡します。

脳ドックでの，未破裂動脈瘤の検出が有効

くも膜下出血の主な症状は，突然のはげしい頭痛や嘔吐《おうと》，意識障害で，その後，体の片側の麻痺《まひ》や失語症などがあらわれます。発作後2週間以内に再発することが多く，はじめよりも重症になりやすいです。40～50歳の働きざかりに，くも膜下出血になる人が多くみられます。くも膜下出血の予防には，脳ドックでの未破裂動脈瘤の検出が有効です。また，喫煙《きつえん》との相関が指摘されています。

脳動脈瘤ができやすい部位

くも膜下出血は，脳動脈瘤が破れておきます。脳動脈瘤ができやすい部位と，その発生率を示しました。

脳動脈瘤

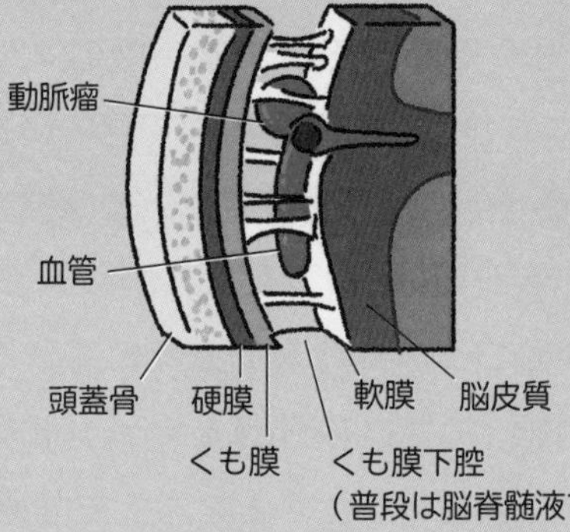

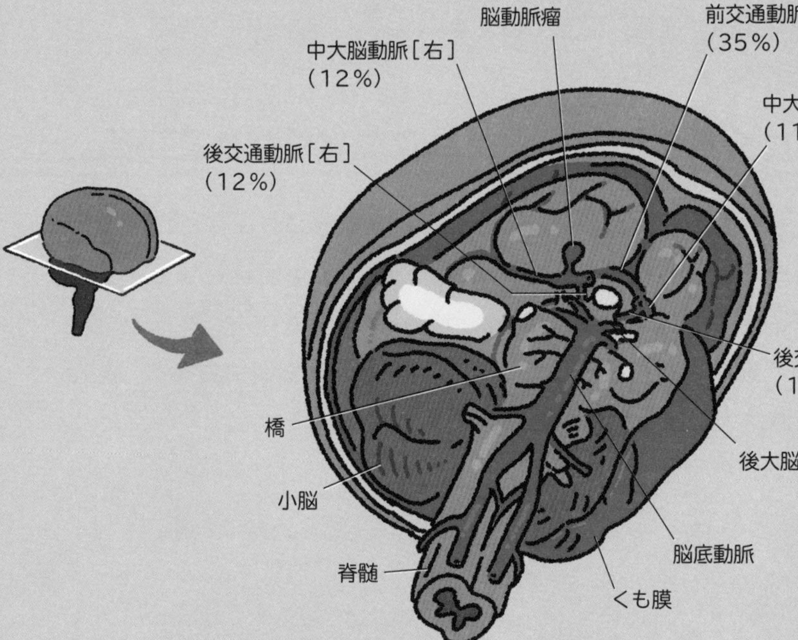

— 歯 —

5 歯の表面は水晶に匹敵！人体で最もかたい

象牙質を，エナメル質がおおっている

歯は，非常にかたい組織でできています。歯の本体は，およそ70％が，リン酸カルシウムからなる象牙質でできています。

歯ぐき（歯肉）から突き出した「歯冠」では，象牙質をエナメル質がおおっています。エナメル質は，リン酸カルシウムが大半をしめ，水晶に匹敵するかたさをもつ，人体で最もかたい部分です。

歯ぐきにうもれた「歯根」では，象牙質をセメント質がおおっています。そして周囲の骨（歯槽骨）との間を，丈夫な組織（歯根膜）がつないでいます。象牙質の内部には空洞（歯髄腔）があり，その中を神経組織や血管が通っています。

猿人類とくらべて，犬歯が目立たなくなっている

ヒトは，かみくだく機能が退化しています。ゴリラなどの類人猿とくらべて，食べ物をかみ切る犬歯が，ヒトでは目立たなくなっています。歯の並びも，類人猿のようなU字形ではなく，あごの短縮によって放物線状に変化しています。口内の最も奥に生える「親知らず」は，人によっては生涯生えてきません。これも，かみくだく機能の退化の一例です。

健康な歯の断面

健康な歯の断面をえがきました。歯冠は，象牙質がエナメル質でおおわれています。歯根は，象牙質がセメント質でおおわれています。

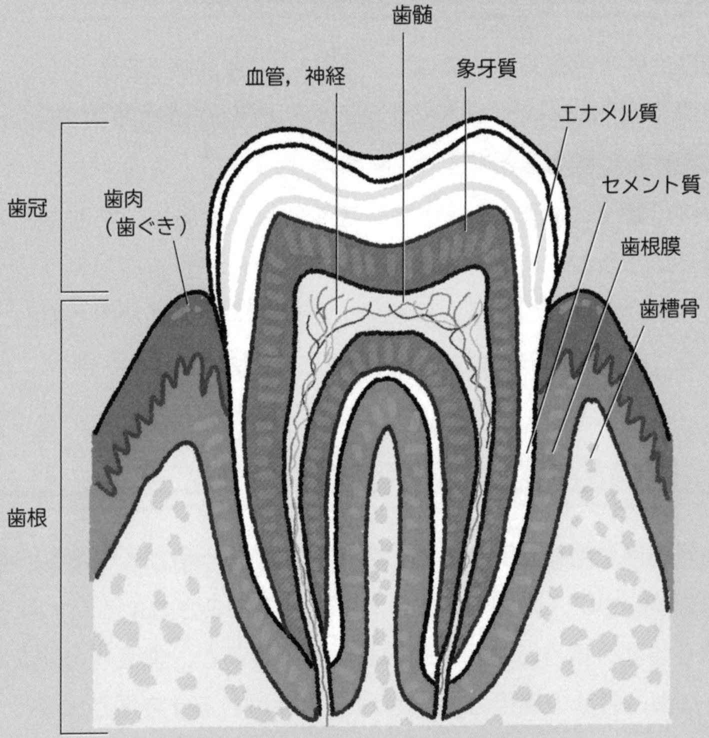

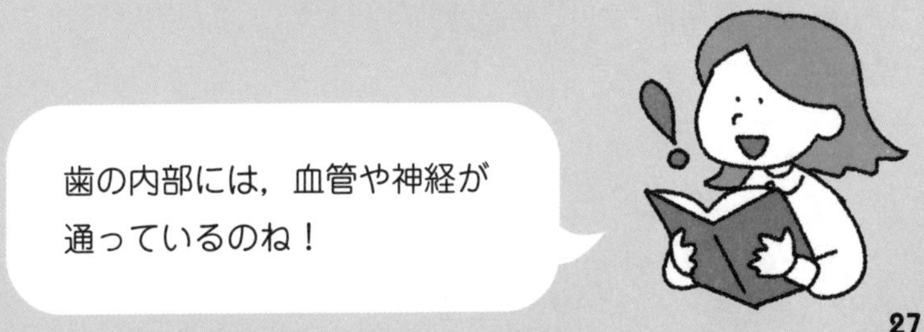

— 歯 —

6 虫歯で歯がとけ，歯周病で歯が抜ける

虫歯菌は，糖を「乳酸」に変化させる

歯の病気で代表的なものは，「虫歯」と「歯周病《ししゅうびょう》」です。

虫歯は，「ミュータンス菌」などの虫歯菌がつくる酸によって，歯がとけた状態のことです。虫歯菌は，増殖して「歯垢《しこう》」をつくると，その中で糖を「乳酸」に変化させます。歯の表面は，乳酸のような酸が存在すると，カルシウムやリンがはがれやすくなります。そのため，歯がとけるのです。虫歯は，最初はエナメル質をとかし，進行すると歯の内部の神経にまで到達し，はげしく痛みます。

歯周病菌の歯垢が，歯茎に炎症をおこす

歯周病は，歯茎が炎症をおこして，歯が抜けやすくなった状態のことです。主に，歯周病菌によって，引きおこされます。

歯と歯茎の境目に歯周病菌の歯垢ができると，歯茎が炎症をおこして，歯と歯茎の境目の「ポケット」とよばれるすき間が大きくなります。ポケットの中で菌が増殖すると，さらに炎症の原因物質がつくられて，骨を減らす「破骨細胞《はこつさいぼう》」のはたらきが強まります※1。その結果，破骨細胞に歯槽骨がけずられて，歯が抜けやすくなるのです。

※1：骨は，骨をふやす「骨芽細胞《こつがさいぼう》」と，骨を減らす「破骨細胞」のはたらきによって，常に新しくつくりかえられています。

病気の歯の断面

病気の歯の断面をえがきました。虫歯や歯周病は，歯みがきが不十分な状態がつづいて，菌が増殖することで引きおこされます。

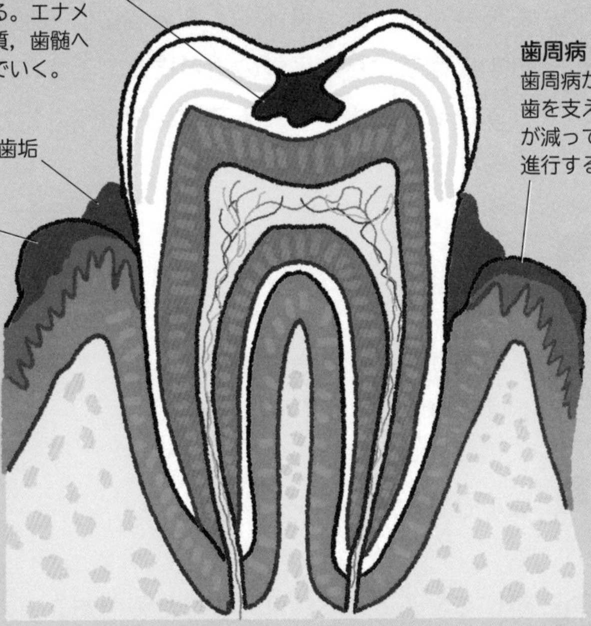

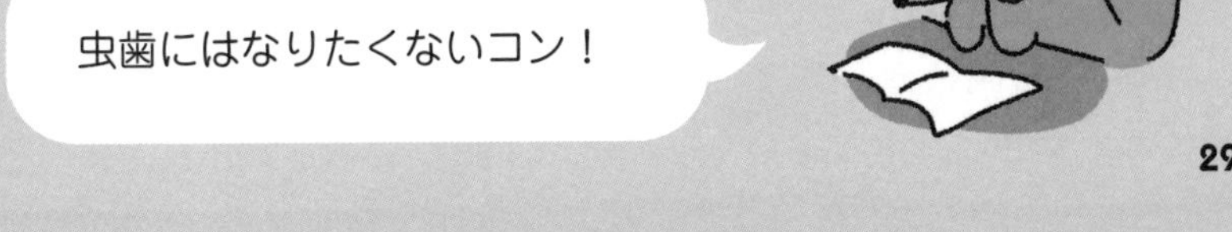

博士！
教えて!!

何で歯を投げるんですか？

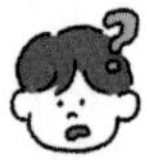
博士，なんで歯を投げるんですか？

お母さんに，歯を投げてくるようにいわれたのかの？日本には昔から，子供の歯が抜けたときに，大人の歯がすこやかに生えてくることを願って，抜けた歯を投げるならわしがあるんじゃ。

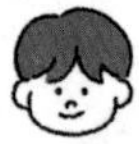
へぇ～。

下の歯が抜けたときは屋根の上に，上の歯が抜けたときは縁の下に投げるんじゃぞ。

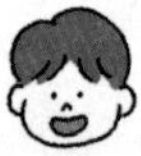
なんでですか？

新しく生えてくる歯は，抜けた歯のある方向に生えるといわれているからじゃ。それから投げるときのかけ声は，「ネズミの歯とか～われ」じゃ。ネズミの歯はじょうぶで，次から次に生えてくるからの。

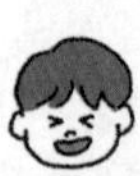
それだったら，虫歯になっても平気ですね！

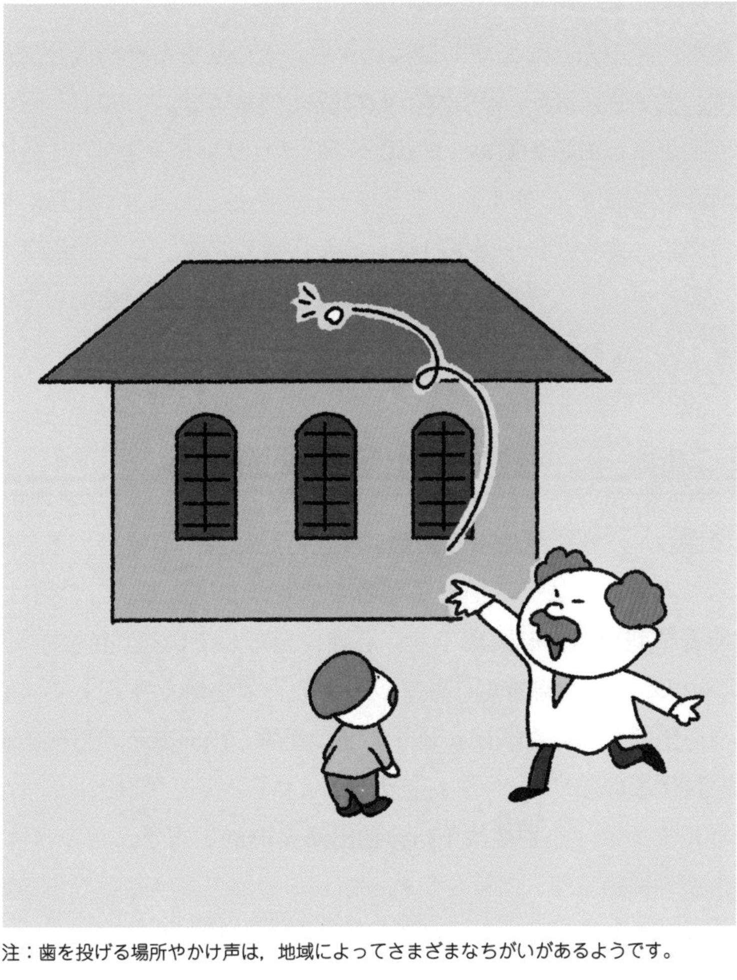

注：歯を投げる場所やかけ声は，地域によってさまざまなちがいがあるようです。

— 心臓 —

7 心臓は，全身に血液を送る筋肉のポンプ

1日に約6000～8000リットルを排出する

心臓は，休むことなく拍動《はくどう》をくりかえして血液を全身の血管に送りだす，重さ約250～350グラムの筋肉の袋です。心臓が1回の拍動で拍出《はくしゅつ》する血液の量は，約60～80ミリリットルです。1分間に70回ほど拍動し，約4.2～5.6リットルを拍出します。1日に拍出する量は，約6000～8000リットルに達します。この拍出量を調節するために，人体には大きく分けて四つのしくみが機能しています。

ホルモンは，心拍数や拍出量を調節する

一つ目は，**心臓自身による調節**です。心臓には，血液が大量にもどってくると，自動的に拍出量が増す性質があります。二つ目は，**自律神経の刺激による調節**です。心臓に分布している「交感神経」はアクセル，「副交感神経」はブレーキの役目をはたすことで，心拍数や心筋の収縮力を調節します。三つ目は，内分泌系から出る**ホルモンによる調節**です。「アドレナリン」や「ノルアドレナリン」などのホルモンは，心拍数や1回の拍出量を調節します。四つ目は，**血管による調節**です。血管を流れる血液の量は，太い動脈から各臓器に分かれる動脈がしまると減り，ゆるむとふえます。

心臓

心臓は，「右心房」「右心室」「左心房」「左心室」の，四つの部屋からなります。心房は血液がもどる部屋，心室は血液を送りだす部屋です。全身からの静脈血が右心房にもどり，その静脈血が右心室から肺に送りだされ，肺からの動脈血が左心房にもどり，その動脈血が左心室から全身に送りだされます。

A. 心臓での血液の流れ

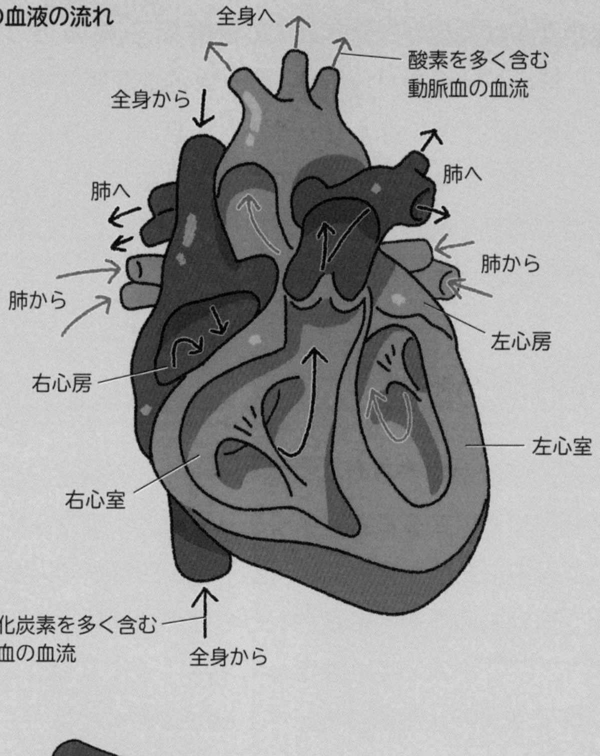

B. 心筋

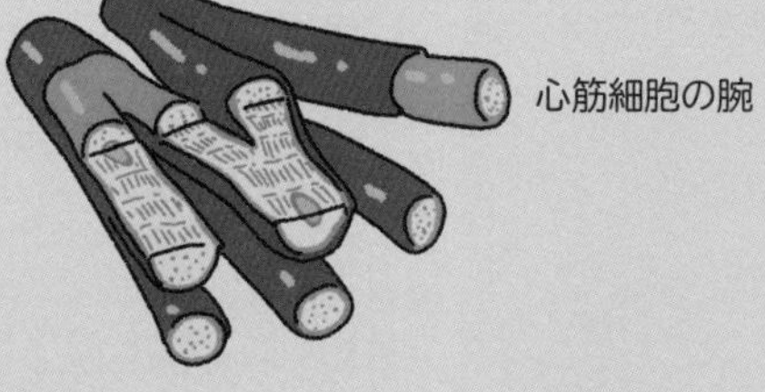

心筋は，複数の心筋細胞の腕が，たがいに結合しています。拍動する際は，一つの細胞のように反応します。

— 心臓 —

8 心筋に血液が届かない。急性心筋梗塞

「狭心症」は，心臓の動脈が細い人におきる

代表的な心臓病に，「狭心症《きょうしんしょう》」と「急性心筋梗塞《きゅうせいしんきんこうそく》」があります。

狭心症は，「動脈硬化《どうみゃくこうか》」などで心臓の「冠状動脈《かんじょうどうみゃく》」が細くなり，血液流量が少なくなっている人におきます。 運動などで心拍数が増加して心筋の血液需要がふえたり，一時的な血管収縮などで心筋への血液供給が不十分になったりすると，発症します。狭心症は，運動を止めて静かにすれば，やがて回復することが多いです。いつも同じ程度の運動で発症する「安定狭心症」が多く，心筋梗塞に移行するわけではありません。

血栓が心臓の動脈をふさぐと，急性心筋梗塞に

一方，症状がなかった人に急におきる「不安定狭心症」は，急性心筋梗塞に進展することが多くあります。 不安定狭心症は，冠状動脈の血管内に血栓が突然でき，冠状動脈を急激にふさいでおきます。血栓が冠状動脈を完全にふさぐと心筋が壊死《えし》し，急性心筋梗塞となります。不安定狭心症と急性心筋梗塞，そして心臓突然死は，一連の疾患です。冠状動脈の根元を血栓がふさぐとほとんどが「心室細《しんしつさい》動《どう》」となり，心臓突然死を引きおこします。

心筋に酸素を運ぶ冠状動脈

心臓の冠状動脈（A）と，冠状動脈の断面（B）をえがきました。冠状動脈は，「外膜」「中膜」「内膜」の3層からなります。内膜の内側の血液が直接ふれる面は，なめらかな「内皮細胞」でおおわれています。

A. 冠状動脈の位置

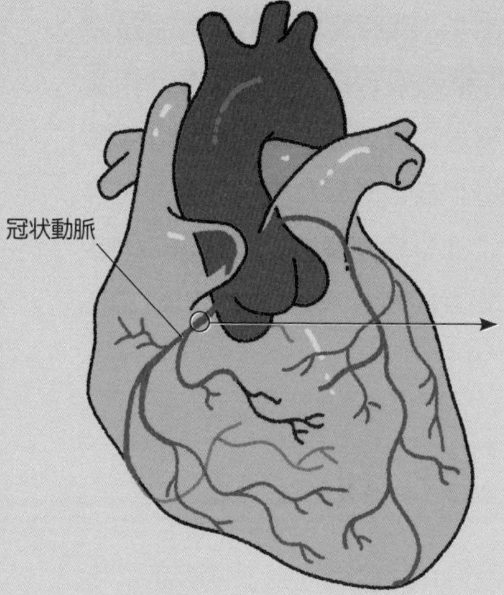

B. 冠状動脈の断面

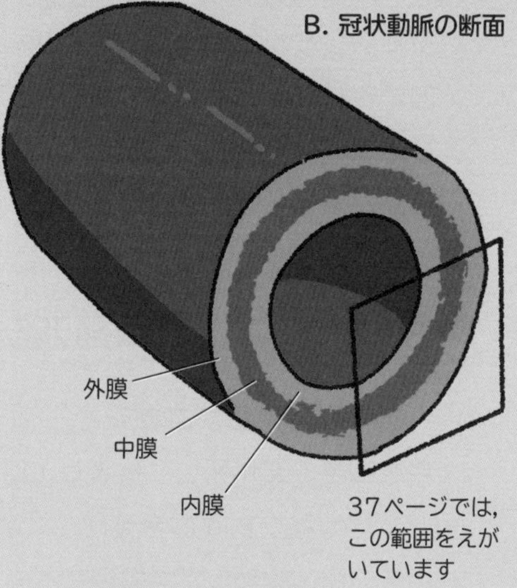

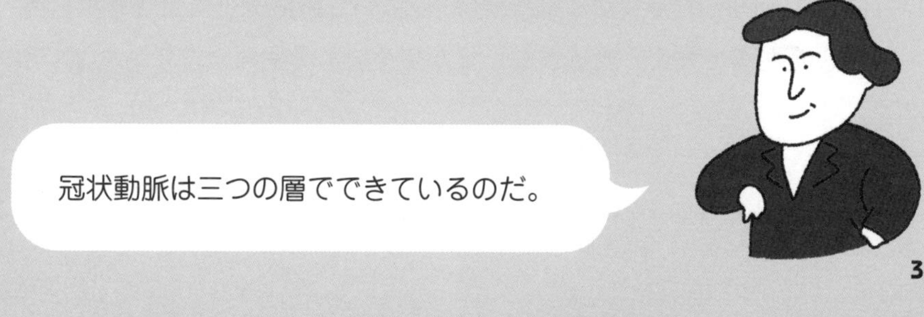

— 心臓 —

9 悪玉コレステロールが，心臓の動脈をつまらせる

脂肪分が血管内にもれると，急速に大きな血栓に

不安定狭心症から急性心筋梗塞を経て，心臓突然死にいたる一連の疾患は，「急性冠症候群《きゅうせいかんしょうこうぐん》」といいます。**急性冠症候群は，心臓の冠状動脈にできた「粥腫《じゅくしゅ》」の表面が，破れることでおきます。**粥腫とは，冠状動脈の内膜に，脂質の「酸化LDLコレステロール」や免疫細胞などがたまったものです。粥腫の表面が破れて脂肪分が血管内にもれだすと，異物である脂肪分に血小板が集まり，急速に大きな血栓になります。その結果，冠状動脈が閉塞し，動脈血が絶たれて，心筋が壊死をおこすのです。

半数の人には，何も前兆がみられない

急性心筋梗塞がおきると，25％の人が，病院に到着する前に自宅や職場で突然死してしまうといわれています※1。

急性心筋梗塞がおきる前，半数の人には2～3日前から，動いたときの胸の重苦しさや痛みなどの，狭心症発作（不安定狭心症）の前兆がみられます。しかし半数の人には，何も前兆がみられないといいます。**胸を締めつけられる重い痛みが10分以上持続するなら，急性心筋梗塞と考え，ちゅうちょせずすぐに119番をかけてください。**

※1：日本循環器学会の「第2回日本循環器学会プレスセミナー」のウェブサイト（https://www.j-circ.or.jp/old/about/jcs_press-seminar2/index.html）。

脂質のかたまりができる過程

心臓の冠状動脈に，脂質のかたまりである粥腫ができる過程をえがきました（1 ～ 4）。

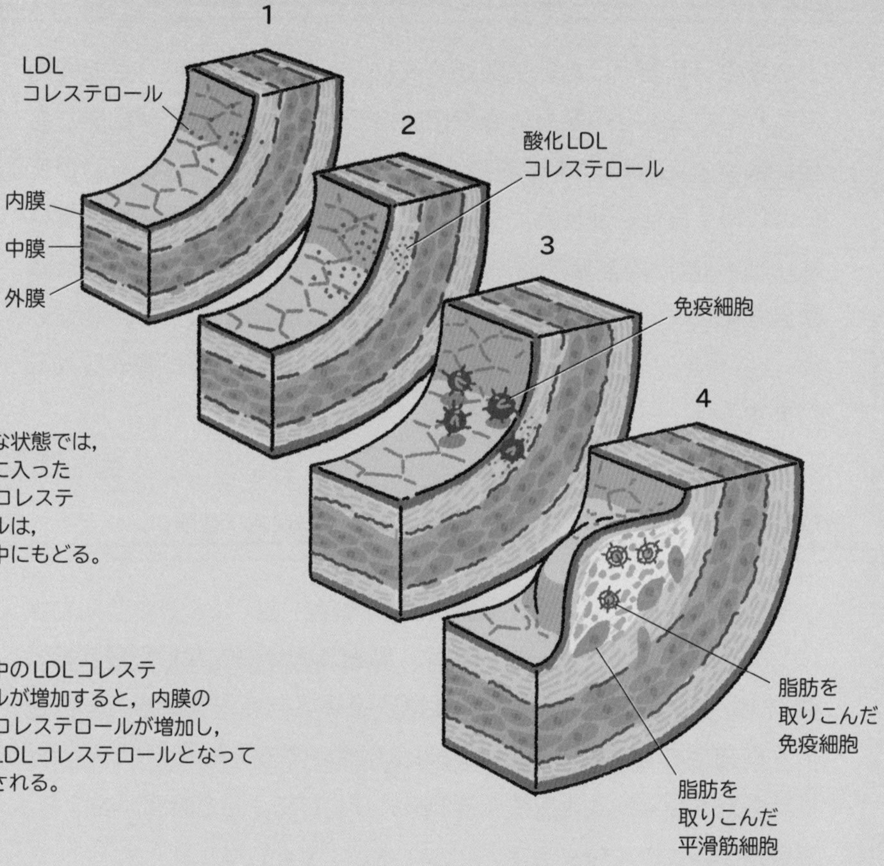

1.
正常な状態では，内膜に入ったLDLコレステロールは，血液中にもどる。

2.
血液中のLDLコレステロールが増加すると，内膜のLDLコレステロールが増加し，酸化LDLコレステロールとなって蓄積される。

3.
内膜に酸化LDLコレステロールがたまると，血液中の免疫細胞が侵入して，排除しようとする。しかし免疫細胞は，多くの脂肪を取りこむと，内膜の中に固定されてしまう。

4.
免疫細胞の影響で，中膜の平滑筋細胞の一部も内膜に移って，脂肪を取りこむようになる。こうして，酸化LDLコレステロールがたまった粥腫が形成される。

— 心臓 —

10 血流再開！　カテーテル手術で動脈を広げる

一刻も早く，血流を再開させる必要がある

心臓の冠状動脈にある粥種がやぶれて，粥種内の脂肪分が血管内にもれだすと，その場所に急速に血栓が付着します。冠状動脈が血栓によって完全につまってしまうと，10～15分で心筋細胞が死にはじめ，急性心筋梗塞になります。**急性心筋梗塞がおきた場合には，「CCU（心臓病集中治療室）」のある専門病院で，一刻も早く緊急治療を行い，血流を再開させる必要があります。**最近は，地域のCCUネットワークを通じた，専門医による緊急治療が進められています。

血管を，内側から広げて支える金網を設置

急性心筋梗塞を改善する治療法を，「緊急PCI（緊急経皮的冠動脈インターベンション）」といいます。**緊急PCIは，閉塞した冠状動脈に「バルーンカテーテル」という細い管状の治療器具を挿入し，血流を回復させたあと，血管を内側から広げて支える「ステント」という金網を設置する治療法です。**胸痛が生じてから3時間以内なら，治療効果が大きくなります。

ステントによる治療は，1990年代に日本で発達しました。現在では，世界の標準治療となっています。

カテーテル手術

カテーテル手術のうち，せまくなった左冠状動脈を広げる過程をえがきました（1 ～ 3）。冠状動脈が血栓でつまった急性心筋梗塞では，血栓の吸引なども行われます。

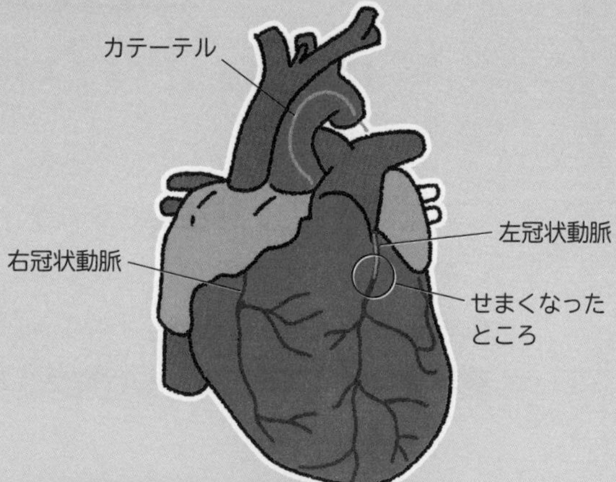

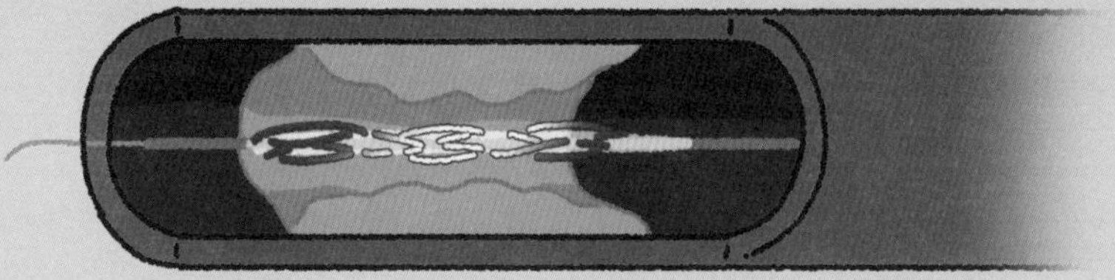

1. ステントをのせたカテーテルを挿入する

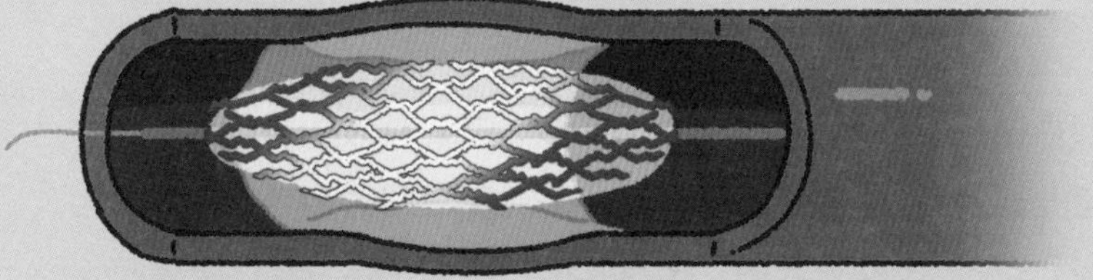

2. バルーン（風船）をふくらませると，ステントが広がり，血管を広げる

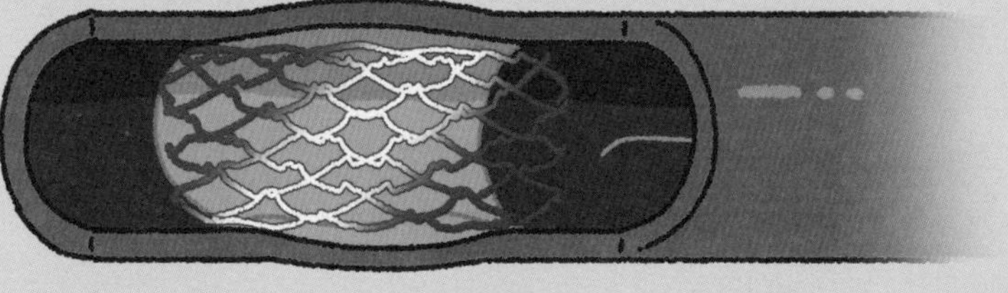

3. バルーンをしぼませて抜き取ると，ステントだけが残り，血管を支える

四百四病

病気はいったい何種類あるのか。昔の人も，そのことは気になっていたようです。仏教では，人間がかかるあらゆる病気のことを，「四《し》百《ひゃく》四《し》病《びょう》」といいます。**つまり，人間の病気の種類は，404種類と考えられていました。**

病気の種類を404種類と考える理由は，人間の体が「地」「水」「火」「風」の四つの要素からできており，四つの要素の調和がくずれたときに病気がおきると考えるためです。地の要素がふえると101の病気がおき，水の要素がふえると101の病気が，火の要素がふえると101の病気が，風の要素がふえると101の病気がおきると考えます。そのため，病気の種類は404種類だというのです（諸説あります）。

「四百四病の外《ほか》」という言葉もあります。**何でも，恋愛の苦悩は四百四病には含まれないそうで，四百四病の外といったら恋わずらいのことなのだそうです。**恋愛の苦悩は，病気ではないけれど，特別扱いされていたようですね。

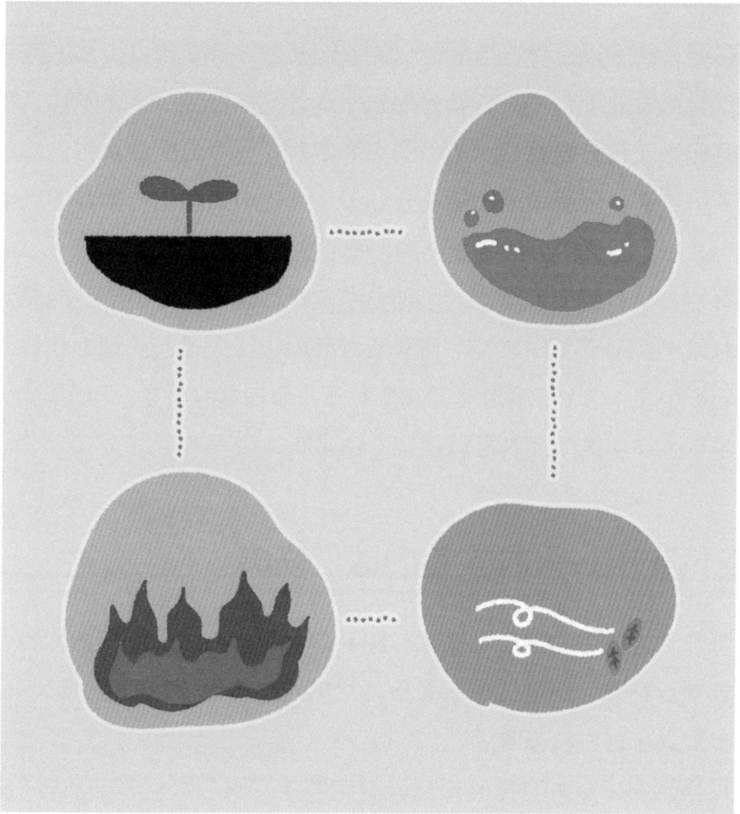

— 肺 —

11 二酸化炭素と酸素の出入り口。それが肺

肺胞が，ブドウの房のようにつながっている

肺に至る気道は，のどの前面にある喉頭《こうとう》からはじまり，首と胸の中を下る気管，そして左右に分かれた気管支へとつづきます。気管支は肺の中で枝分かれし，その先に肺胞がブドウの房のようにつながっています。肺胞の薄い壁を介して，体内の二酸化炭素が空気中に排出され，空気中の酸素が体内に取り入れられます。

気管や太い気管支の壁は，大部分が軟骨に囲まれていて，内腔がつぶれにくくできています。気管支が肺の中に入ると，壁の軟骨はしだいに小さくなり，平滑筋で包まれるようになります。平滑筋は，肺の中へ入る空気の流れを調節しています。

肺に空気を出し入れするのは，筋肉

気管や気管支の内面の粘膜《ねんまく》は，線毛の生えた上皮細胞でおおわれています。粘膜の粘液《ねんえき》にとらえられた小さな異物や細菌は，のどに向かって送りだされます。

肺に空気を出し入れするのは，筋肉です。胸の骨組みである「胸《きょう》郭《かく》」にある筋肉と，胸と腹を分ける筋肉の膜である「横隔膜《おうかくまく》」，腹壁の筋肉が，収縮・弛《し》緩《かん》することで，空気の出し入れが行われます。

肺

肺は，左右１対あります。右肺は上葉・中葉・下葉の三つ，左肺は上葉・下葉の二つの区域に分かれています。左肺は，右肺よりも小さいです。これは，胸の左側に心臓があるためです。

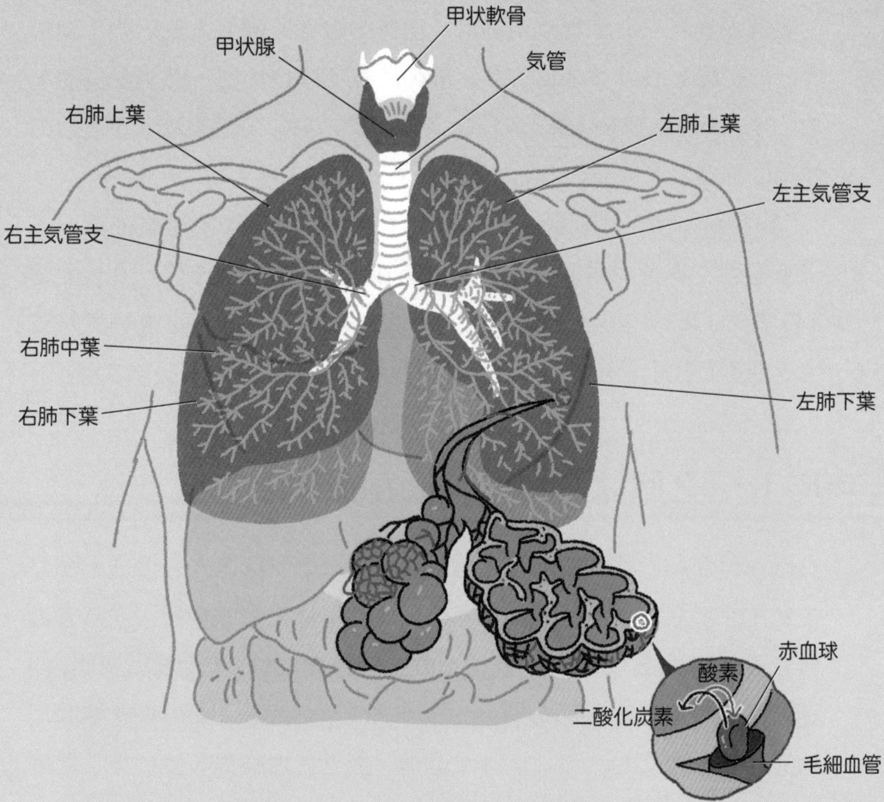

肺の大きさは，実は左右でことなっているのだ。

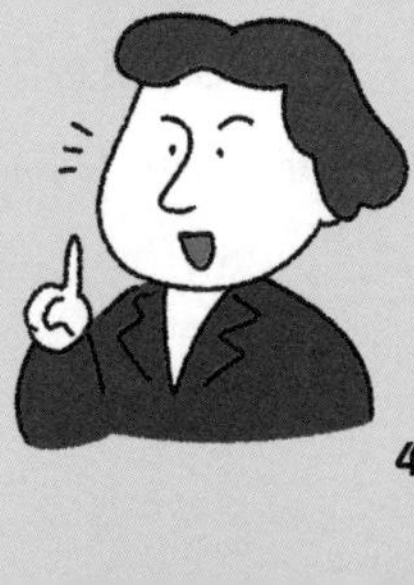

— 肺 —

12 まちがいない！　肺がんの主な原因はたばこ

喫煙は，中枢型肺がんとの関係が深い

外気が流れこむ気管支や肺は，空気中の病原菌や大気汚染，喫煙などの影響を受けやすいです。肺の病気で多いのは，肺胞が炎症をおこす「肺炎」です。最近では，肺炎の中でも，「肺結核」が復活の傾向にあることも見のがせません。

「肺がん」は，患者数と死亡率の両方が，増加しています。がんによる死亡率を臓器別にみると，肺がんは男性で第１位，女性で第２位です。肺がんは，喫煙が大きな危険因子で，とくに太い気管支にできる「中枢型《ちゅうすうがた》肺がん」との関係が深いと考えられています。

年に１～２回は，胸部Ｘ線の検査を

ほかのがんと同様，肺がんも早期の場合は，ほとんど症状がありません。ただし中枢型肺がんでは，ごく早期に，咳《せき》や痰《たん》，血痰がみられることがあります。**肺がんの主な検査には，「胸部Ｘ線検査」と，痰の中のがん細胞の有無を調べる「喀痰検査《かくたんけんさ》」があります。**早期発見のためにも，年に１～２回は，胸部Ｘ線検査を受けることがたいせつです。体をらせん状にスキャンして輪切りの断層画像を得る「CT検査」では，１センチメートル以下のがんもみつけられます。年１回のCT検査は，がんの早期発見に有効だといわれています。

肺がん

肺がんが発生する過程をえがきました（Aの1～4）。がんは，正常細胞が突然変異し，無秩序にふえることで発生します。肺がんは，発生する場所によって，中枢型肺がんと「末梢型肺がん」に分けられます（B）。

A. 肺がんが発生する過程

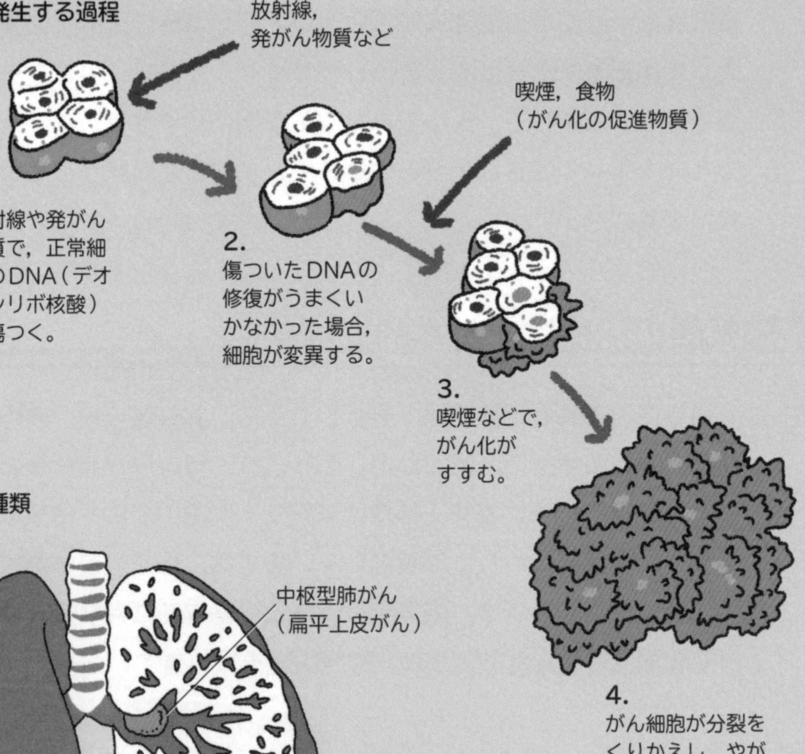

B. 肺がんの種類

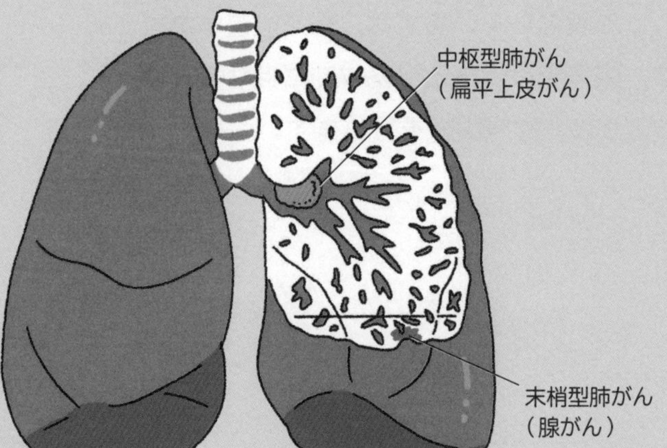

— 肺 —

13 胸の形がビア樽に。たばこが招く肺気腫

肺胞が，弾性を失った状態

喫煙の影響を大きく受ける肺の病気に，「肺《はい》気《き》腫《しゅ》」があります。**肺気腫は，風船がのびきってしまうのと同じように，肺胞が弾性《だんせい》を失った状態です。**気管支も変形しやすくなっており，のびきった肺胞に押しつぶされて，入ってきた空気が出にくくなります。そうすると力を入れて吐きだそうとするので，ますます肺胞がこわれてしまいます。

肺気腫の治療は，基本的にはない

いったんこわれた肺胞は，再生しません。肺気腫では，肺内にたまった空気によって，胸郭が押し広げられ，胸の形がビールの樽《たる》のようになってしまいます。喫煙は気管支や肺胞の変形，破壊を進めるので，長期間にわたって喫煙している人は，程度の差はあれ，確実に肺気腫になります。**肺気腫の治療法は基本的にはなく，ゆっくりした腹式呼吸をするように，呼吸訓練を行います。**

肺気腫

肺気腫になった人の肺をえがきました。肺気腫になると，肺胞が破壊されてのび，肺に入ってきた空気が出にくくなります。肺内にたまった空気に胸郭が押し広げられて，胸の形がビールの樽のようになります。

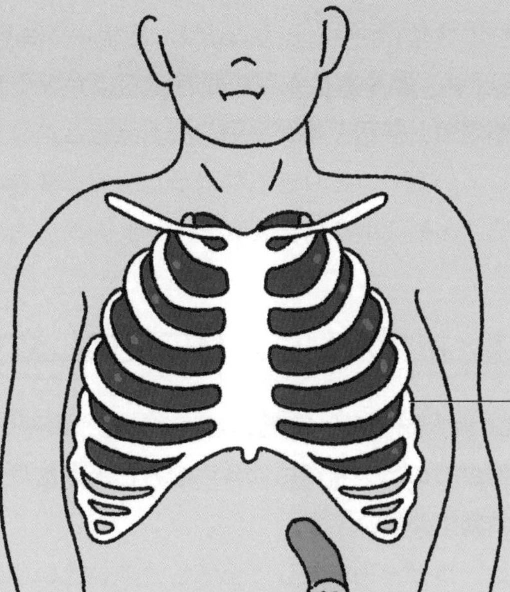

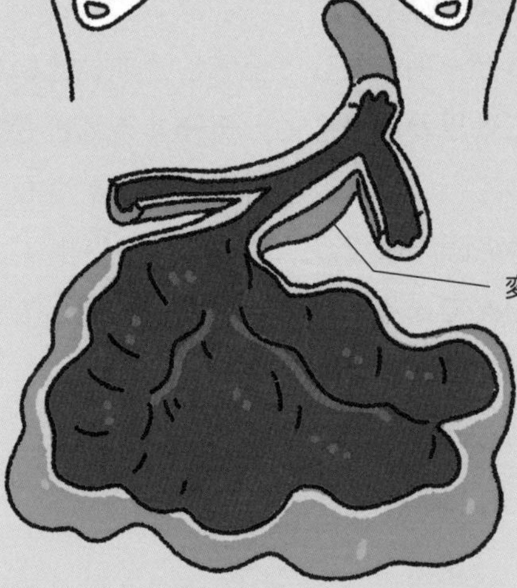

— 肺 —

14 早期発見早期手術が，肺がん治療の大原則

完全に切除できる場合には，外科手術が根治的な治療法

肺がんの治療法は，肺がんの種類によってことなります。

太い気管支にできる「扁平上《へんぺいじょう》皮《ひ》がん」や，末梢にできる「腺《せん》がん」や「大細胞がん」は，がんのある場所が胸腔内《ふくくうない》にかぎられていて完全に切除できる場合，外科手術が根治的な治療法となります。がんがほかに転移していたり，とりきれなかったりする場合は，事前に放射線療法や抗がん剤による化学療法を行います。

小細胞がんは，抗がん剤に対して反応しやすい

「小細胞がん」は，進行が速く，転移しやすいたちの悪いがんです。ごく一部の早期のものは，手術の対象になることがあります。しかし原則は，化学療法が中心です。

小細胞がんは，抗がん剤に対して反応しやすいという特徴があります。ただ一時的に効果があっても，再発することが多いので，放射線の照射も並行して行います。放射線療法の中でも，重粒《じゅうりゅう》子《し》線《せん》や陽子線を使った治療の臨床研究が，進められています。

肺がんは，難治がんであるものの，早期に発見して完全にとってしまえば，十分に治すことが可能です。

肺がんの主な手術方法

肺がんの外科手術である，「肺葉切除術」(A)と，「気管支形成術」(B)をえがきました。

A. 肺葉切除術

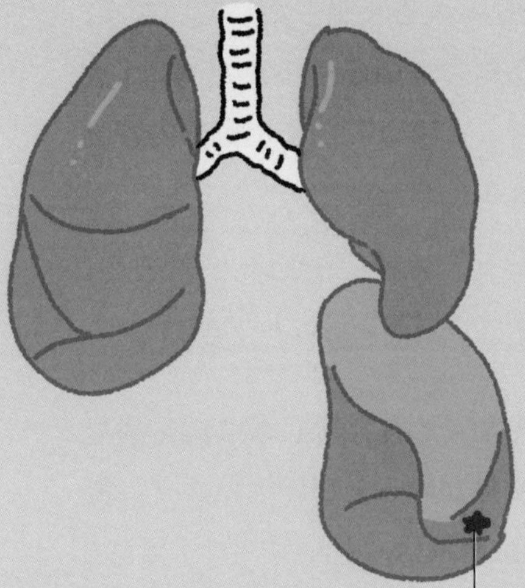

がんのある部分を，
肺葉単位で切除する。
イラストのような部分に
できたがんの場合は，
左肺下葉を切除する。

B. 気管支形成術

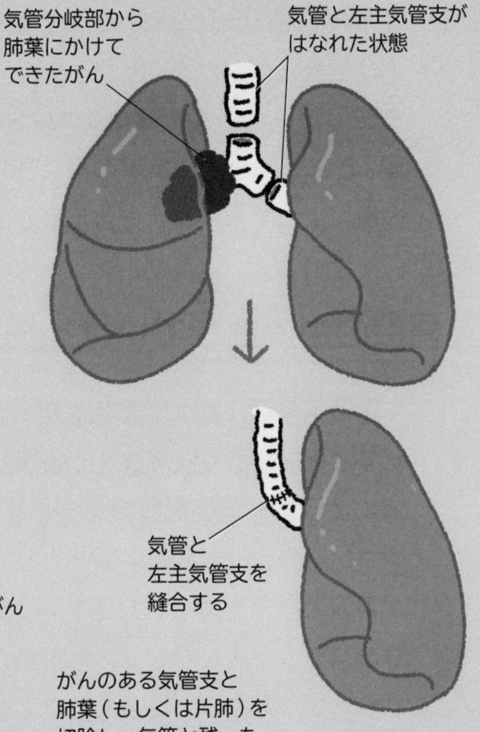

がんのある気管支と
肺葉(もしくは片肺)を
切除し，気管と残った
気管支を縫合して，
気道を再建する。

— 胃腸 —

15 胃は，消化吸収のためのしこみを行う

胃の形は，内容物の量によって変わる

胃の形は，かなりかわっています。食道につながる「噴門《ふんもん》」から，十二指腸につながる「幽門《ゆうもん》」まで，左側に大きく張りだしています。右側の短いくぼんだ縁《ふち》は「小弯《しょうわん》」，左側の長いふくらんだ縁は「大《だい》弯《わん》」とよばれます。実際の胃の形は，人によって，また胃の内容物の量によっても，さまざまに変わります。

胃液の中で生きていける細菌は，ほとんどない

胃の役割は，食べた食物をいったんたくわえ，少しずつ腸に送りだすことです。たくわえている間に食物が腐るといけないので，胃液によって，消化と殺菌を行います。胃液は，強い酸性の「胃酸」やタンパク質分解酵素である「ペプシン」などからなります。

胃液の中で生きていける細菌は，ほとんどいません。しかし「ヘリコバクター・ピロリ」という細菌は，胃酸を中和するアンモニアをつくり，胃壁の中に侵入して生きのび，胃潰瘍の原因となります。

実は胃は，切り取っても生命に支障はありません。ただし，まとまった量が食べられなくなるなど，日常生活に不便をきたします。

胃

胃の内部は，ひだ状になっています。食物が入ってくると，ひだを広げて，約1.5リットルの容積にまでなります。食物は，胃体で胃液といっしょにまぜ合わされます。かゆ状になった食物は，幽門から十二指腸へと送られます。

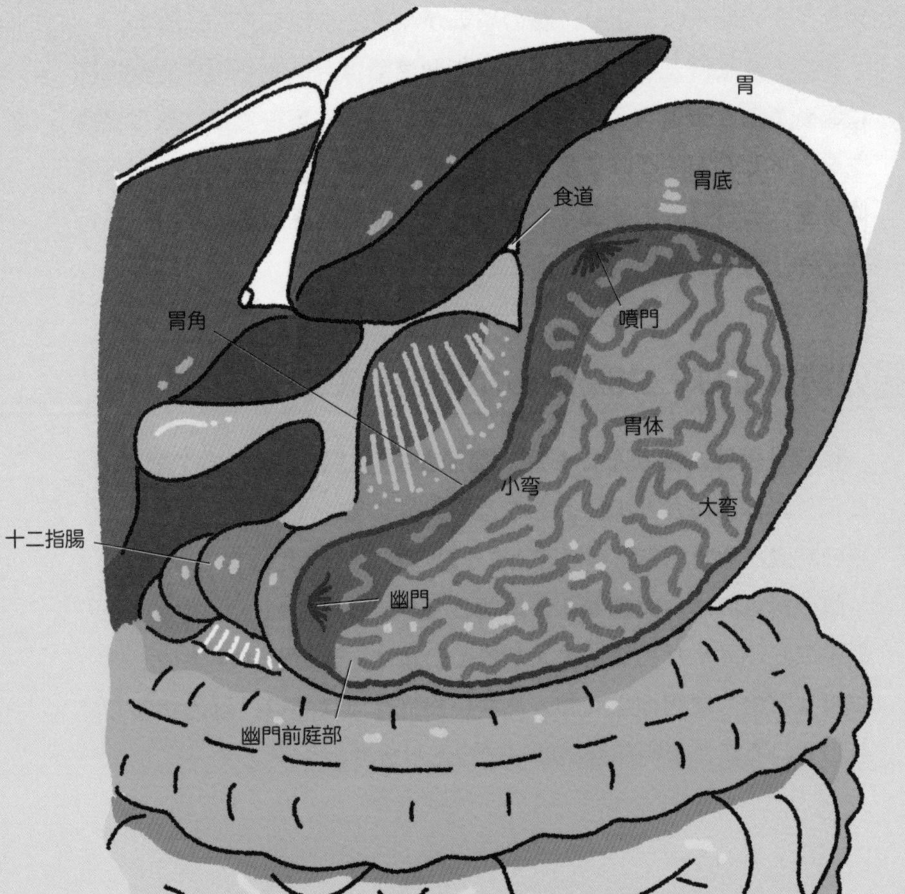

— 胃腸 —

16 ピロリ菌が，胃潰瘍や胃がんの原因になる

除菌で，潰瘍を高い確率で治せる

日本人は，胃の病気が多い傾向にあります。しかし近年，ライフスタイルの欧米化により，腸の病気が急速にふえてきています。

かつて慢性胃炎《まんせいいえん》や胃潰瘍《いかいよう》，十二指腸潰瘍は，ストレスや胃酸過多によっておきると考えられていました。しかし現在では，ヘリコバクター・ピロリ（ピロリ菌）の感染が，背後にあることがわかっています。ピロリ菌の除菌を行うことで，潰瘍を高い確率で治すことができ，再発率も低下させることができます。

腸の病気では，大腸がんが増加している

ピロリ菌は，胃がんにも深い関係があることがわかっています。ピロリ菌が，胃がんの原因となる胃粘膜の萎縮《いしゅく》や，腸上皮化生《ちょうじょうひかせい》（小腸の粘膜と似た構造になること）を誘導すると考えられています。

腸の病気では，大腸がんが増加しています。これは，動物性脂肪の摂取がふえたためだと考えられています。潰瘍性大腸炎やクローン病などの，原因がよくわからない炎症性腸疾患は，腸内細菌が関与していることが明らかになりつつあります。

胃腸の主な病気

食道，胃，十二指腸，大腸で生じる，主な病気をえがきました。慢性胃炎，胃潰瘍，胃がん，十二指腸潰瘍は，ピロリ菌が関与していると考えられています。

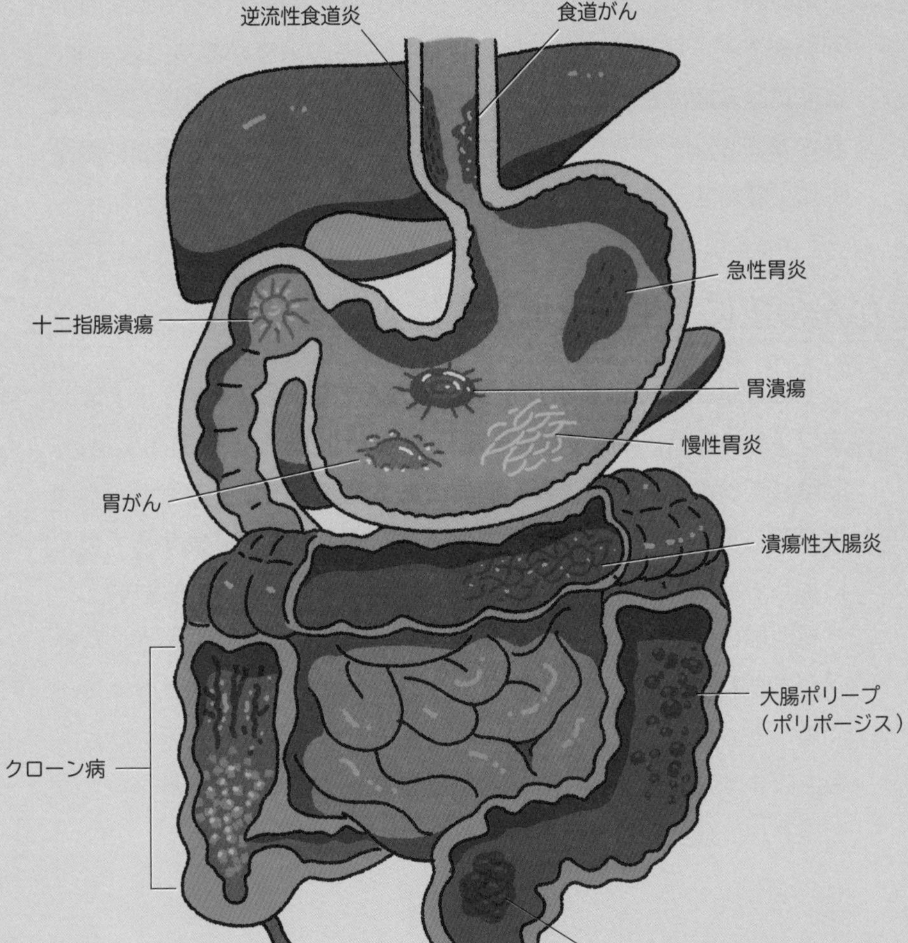

— 胃腸 —

17 早期のがんは，でっぱらせてワイヤで焼き切る

開腹せずに，内視鏡による治療が可能

胃や腸のがんに対する治療は，外科手術で腫瘍をとってしまうのが原則です。早期のがんでは，ほぼ100％の治癒《ちゆ》が期待できます。とくに，粘膜内か粘膜下層までにとどまっている早期のがんで，大きさが2センチメートル以下であり，リンパ節への転移がない場合には，開腹することなく内視鏡による治療が可能です。

がんの下に，生理食塩水を注入する

表面が隆起しているポリープ状のがんでは，「スネア」とよばれるワイヤをかけ，高周波電流を流して焼き切ります。表面が平坦《へいたん》か，陥没《かんぼつ》しているがんでは，がん病巣のある粘膜の下に生理食塩水を注入してふくらませ，それからスネアをかけて焼き切ります。内視鏡による治療は，患者の負担も軽く，入院期間も短くてすみます。

胃や腸の病気では，腹痛や胸やけ，食欲不振など，さまざまな症状があらわれます。一つの症状だけでは，どのような病気かを確定することが困難です。がんのように，自覚症状がほとんどないこともあります。ふだんから定期的に健康診断を受けることや，少しでも疑わしい症状があれば，検査を受けることが大切です。

ストリップバイオプシー

内視鏡手術には，隆起形のがんに対して行われる「ポリペクトミー」と，平坦型や陥没型のがんに対して行われる「ストリップバイオプシー」の，二つの方法があります。ここでは，胃がんのストリップバイオプシーの流れをえがきました（1～4）。

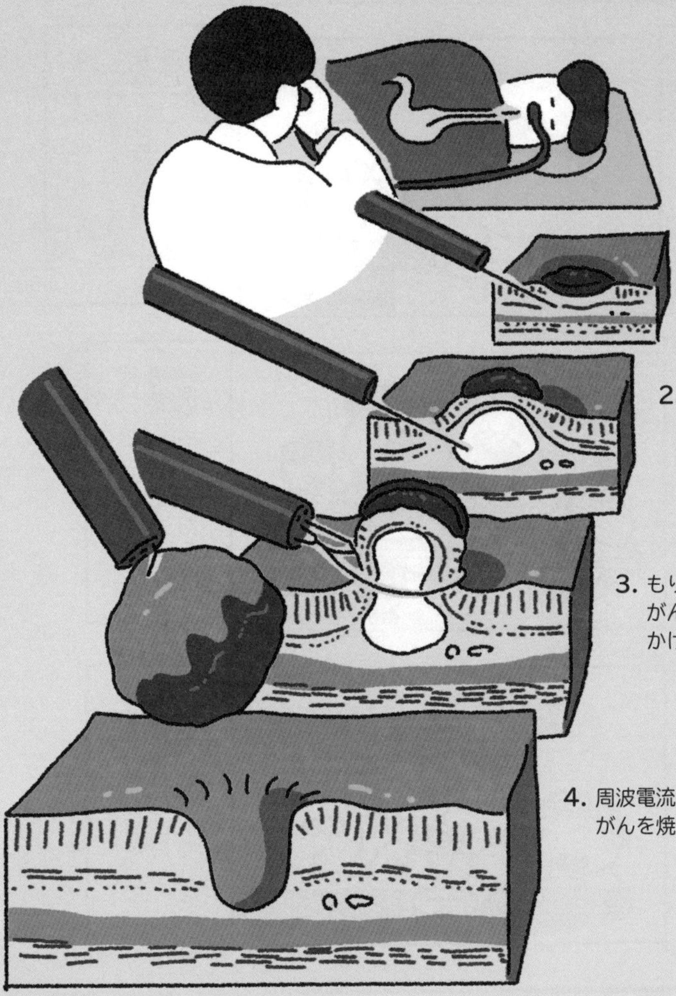

ミスのおかげで培養に成功

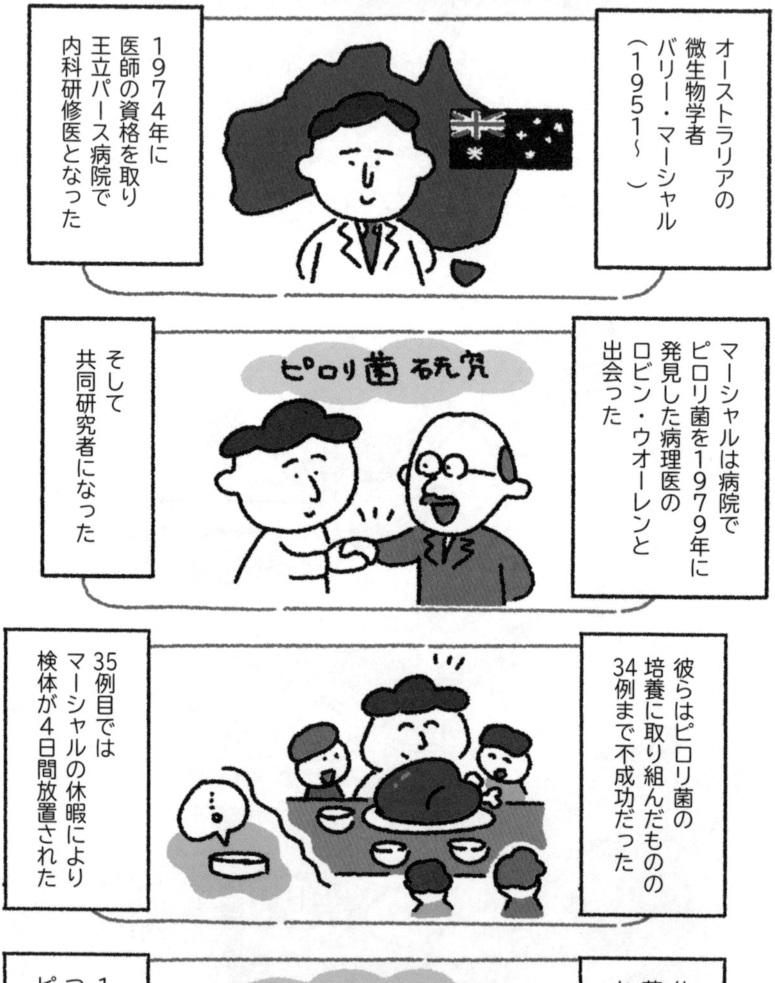

自ら菌を飲んで証明

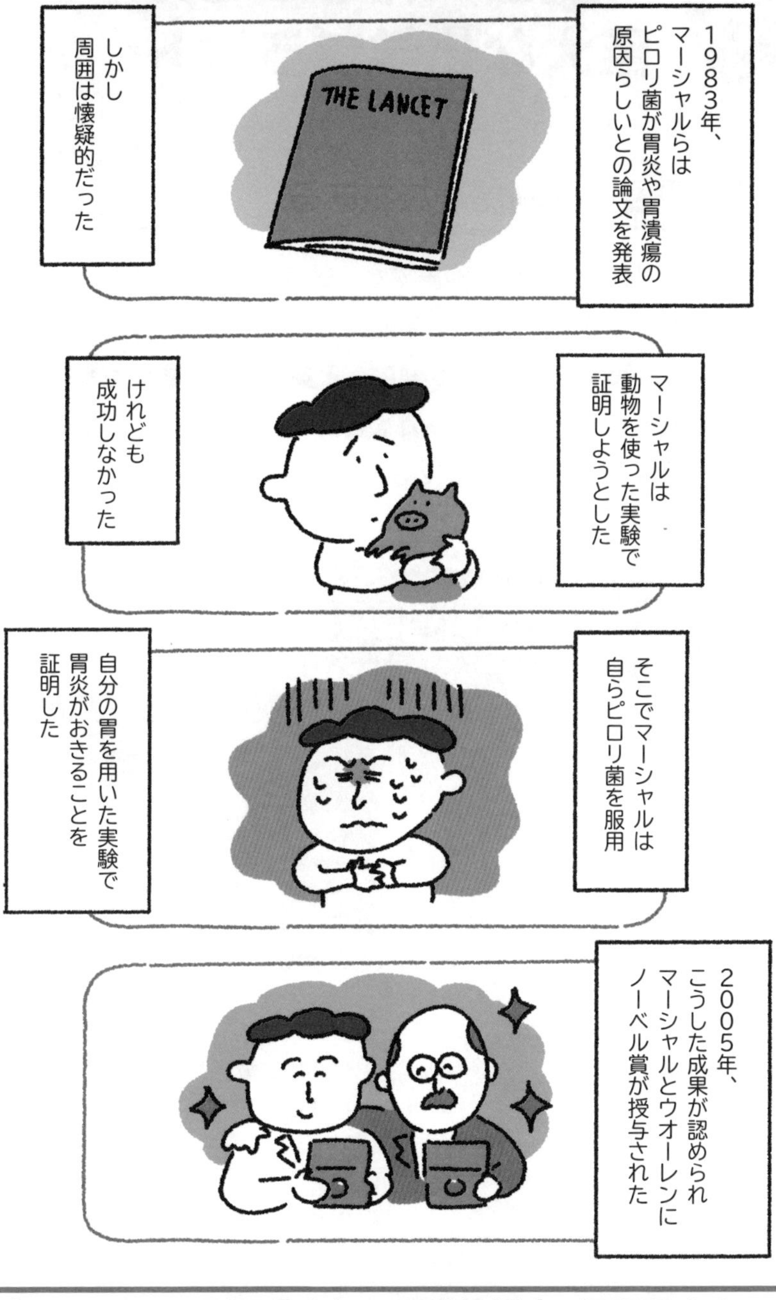
1983年、マーシャルらはピロリ菌が胃炎や胃潰瘍の原因らしいとの論文を発表
THE LANCET
しかし周囲は懐疑的だった
マーシャルは動物を使った実験で証明しようとした
けれども成功しなかった
そこでマーシャルは自らピロリ菌を服用
自分の胃を用いた実験で胃炎がおきることを証明した
2005年、こうした成果が認められマーシャルとウオーレンにノーベル賞が授与された

— 肝臓 —

18 肝臓は，休むことのない巨大な化学プラント

とくに重要な役割が，二つある

肝臓は，人体で最大の臓器です。普通の臓器には動脈と静脈の2本の血管があるのに対して，肝臓には「肝動脈」「下《か》大静脈《だいじょうみゃく》」「門脈《もんみゃく》」の3本の血管が出入りしています。**肝臓は多くの血液を受け入れながら，消化システムの中で重要な役割を果たしているのです。**

肝臓には，とくに重要な役割が二つあります。一つは，栄養に関

肝臓のしくみ

肝臓は，直径1ミリメートルほどの「肝小葉」が集まってできています。肝臓の全体像（A），肝小葉の配列イメージ（B），肝小葉の拡大図（C）をえがきました。

A. 肝臓

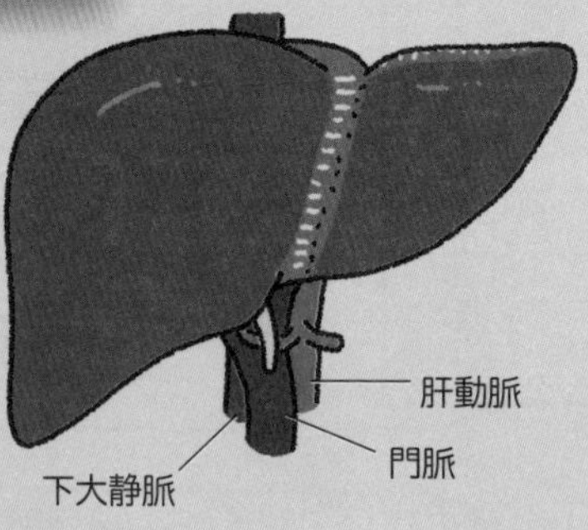

B. 肝小葉の配列イメージ

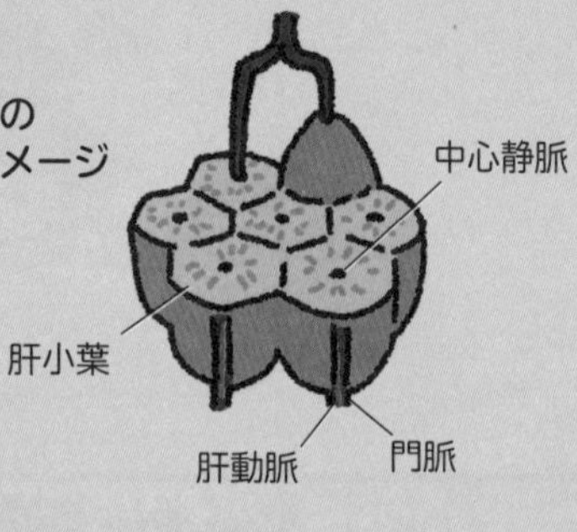

する役割です。腸で吸収されて門脈を通ってきた栄養分のうち，ブドウ糖をグリコーゲンに変えたり，血液中のタンパク質であるアルブミンをつくったりしています。もう一つは，排出に関する役割です。体に不要な物質を分解して，「胆汁」の中に排出します。

傷害がくりかえしおきると，「肝硬変」に

外科手術で肝臓の一部を切り取ったり，病気で一部の肝細胞が死んだりしても，肝細胞は増殖して元の組織を再生します。**しかし，炎症などによる傷害がくりかえしおきると，肝細胞が失われて，結合組織の線維がふえてしまいます。これが，「肝硬変《かんこうへん》」です。**肝硬変になると，肝臓の組織は元にもどれなくなってしまいます。

C. 肝小葉の拡大図

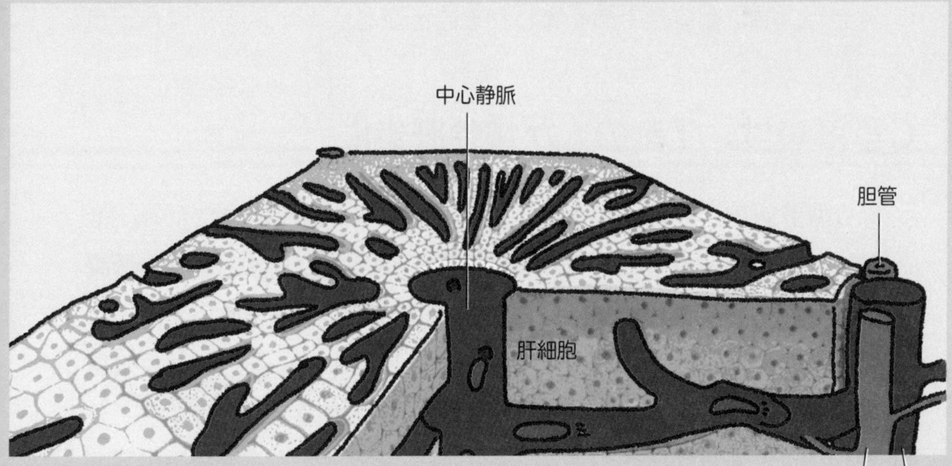

肝小葉には，二つの血管系から，ことなった性質の血液が流れこんでいます。一つは，肝動脈からの酸素に富んだ動脈血です。もう一つは，門脈からの栄養分に富んだ静脈血です。肝小葉の中では，血液が肝小葉の周辺から中心に向かって流れ，肝小葉でつくられた胆汁が肝小葉の周辺に向かって運ばれます。肝小葉の一つ一つの細胞は，このような流れに沿って，索状に配列しています。

— 肝臓 —

19 ウイルス感染から，肝炎，肝硬変，肝がん

B型肝炎は，多くが母親の産道の中で感染する

日本の肝臓病の原因の多くは，血液を介して感染する，「B型肝炎ウイルス」と「C型肝炎ウイルス」です。「A型肝炎ウイルス」は，急性肝炎をおこすものの，慢性肝炎や肝がんはおこしません。

日本ではB型肝炎ウイルスに感染する人の多くが，母親の産道の中ですでに感染し，ほぼ生涯にわたってウイルスをもちつづけます。こうした人の1～2割は，大人になってから慢性肝炎となり，さらに肝硬変や肝がんへと進行することがあります。一方，大人になってから性行為などでB型肝炎ウイルスに感染した人は，急性肝炎を発症し，時に劇症化で命を奪われることがあります。

C型肝炎は，7割の人が慢性肝炎に

C型肝炎は，C型肝炎ウイルスが1989年に発見されたため，それまでは診断できませんでした。**C型肝炎ウイルスは，日本の肝臓病の原因の多くを占める，重要なウイルスです。**感染すると，およそ7割の人が，治りきらずに慢性肝炎になります。最近では，治療の進歩によって，ウイルス駆除率も100%に近づいてきました。しかし，たとえC型肝炎ウイルスを100％駆除しても，治癒後の発がんの問題は，依然としてのこっています。

急性肝炎，慢性肝炎，肝硬変

急性肝炎（1），慢性肝炎（2），肝硬変（3）になった，肝臓の小葉をえがきました。急性肝炎が持続すると慢性肝炎となり，さらに肝硬変に進行することがあります。肝臓がんの多くは，肝硬変から発生するといわれています。

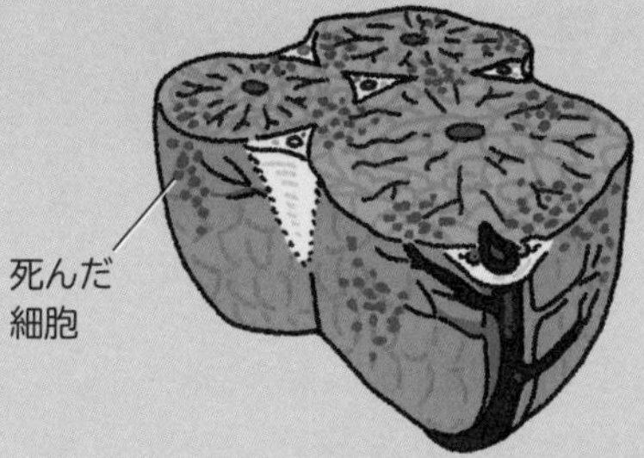

1. 急性肝炎
急性ウイルス性肝炎では，感染したウイルスを攻撃する免疫細胞が，肝細胞を破壊してしまう。その結果として，肝細胞は死に至る。

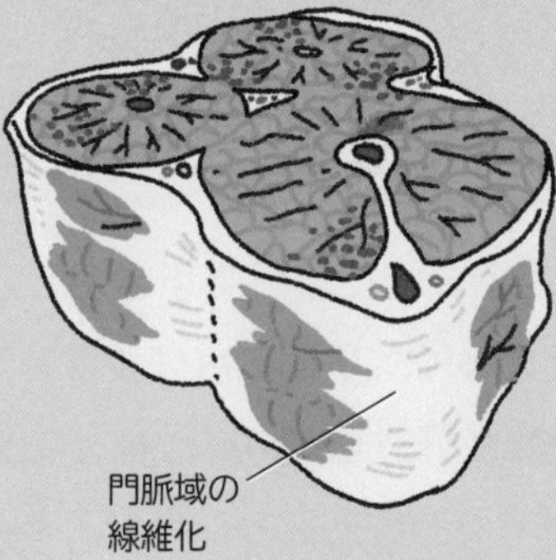

2. 慢性肝炎
慢性肝炎では，急性肝炎のように肝細胞の死という状態はあまりみられず，門脈域が線維化する。

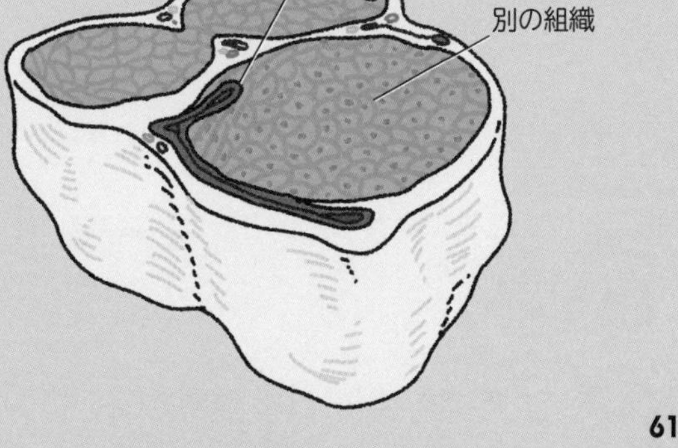

3. 肝硬変
慢性肝炎における線維化が，さらに進む。門脈域どうし，門脈域と中心静脈が，たがいに線維によってつながってしまう。肝小葉の構造は破壊され，「再生小結節」とよばれる別の組織が再生する。

— 肝臓 —

20 酒の飲みすぎや肥満が，肝臓に負担をかける

お酒を過剰に飲みつづけると，「脂肪肝」に

アルコールや薬剤が原因で，肝臓病がおきることも知られています。また最近，肥満などの生活習慣病に関連して肝臓病が生じる，生活習慣病型の肝臓病が危《き》惧《ぐ》されています。ウイルス性肝炎の治療が進歩するにつれ，相対的にこれらの病気が増加傾向にあります。

お酒は，肝臓での脂肪合成をうながすため，お酒を長期にわたって過剰に飲みつづけると，脂肪がたまった「脂肪肝《しぼうかん》」になります。さらに飲酒をつづけると，アルコール性肝炎に進行します※1。

肥満によっても，脂肪肝になる

「自《じ》己《こ》免疫《めんえき》性《せい》肝炎《かんえん》」は，免疫異常によって引きおこされる，慢性型の肝炎です。比較的女性に多く，早期に肝硬変に進む傾向があります。「非アルコール性脂肪性肝炎（NASH）」は，生活習慣病に関連しています。肥満によって脂肪肝となり，進展すると炎症がおきます。さらに進行すると肝硬変，あるいは時に，肝がんになります。

※1：お酒を適量しか飲まない人の肝臓病の多くは，肝炎ウイルスによるものです。

肝硬変が原因の危険な状態

肝硬変になると，肝臓内の血流が悪くなり，小腸や胃から肝臓に血液を運ぶ門脈の圧力が高まります。肝臓に流れにくくなった血液は，胃や食道の細い静脈を通ろうとして，その場所の圧力が高まります。その結果，細い静脈が無理に拡張されて，破裂すると大出血をおこすような，危険な状態におちいります。

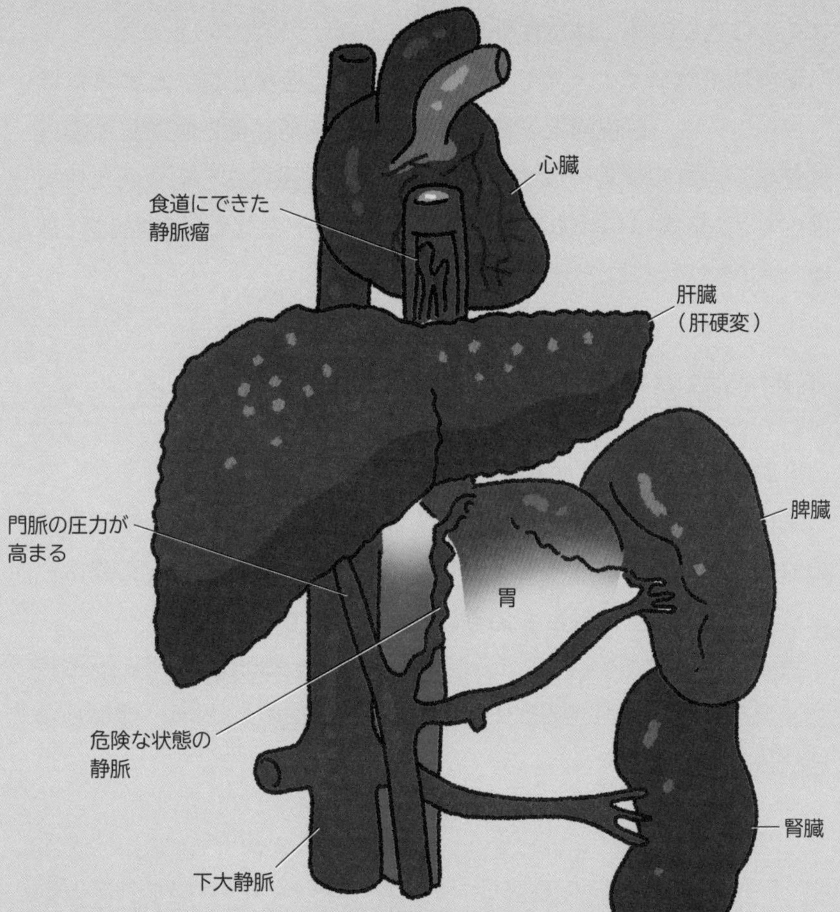

— 肝臓 —

21 肝臓病は無症状。予防と診断がたいせつ

肝臓病をもっている人の95％は，症状がない

「黄疸《おうだん》※1」「体がだるい」「食欲がない」「吐き気がする」「尿がウーロン茶のように濃い」などの症状からはじまる肝臓病はきわめて少なく，これらの多くは急性肝炎です。

現実に肝臓病をもっている人の95％は，症状がないと考えたほうがよいです。**肝臓病と診断される例の多くは，健康診断などでは無症状で，血液検査やウイルス検査によって発見されます。**ときには，すでに肝臓がんがあることもあります。そのため，定期健診（採血）や超音波検査などが重要になってきます。

血小板や超音波でも，線維化の程度がわかる

肝臓の検査では，「生検《せいけん》」とよばれる組織検査が有効です。しかし生検をしない場合でも，血小板の数や超音波によって，慢性肝炎の線維化の状況を調べることが可能になりました。線維化の程度によって，がん発生の頻度を知ることができます

日本の肝臓病の多くは，ウイルスによるものなので，「インターフェロン」などの抗ウイルス剤の治療が積極的に行われ，成果をあげています。

※1：黄疸は，全身が黄色くなる症状です。肝臓が，胆汁に「ビリルビン」をうまく排出できないときにおきます。ビリルビンは，古くなった赤血球のヘモグロビンから生じる，黄色い色素です。

肝臓病の予防

ウイルス性肝炎，肝硬変，脂肪肝を予防するために，一般的に気をつけるべきポイントをまとめました。

肝臓病	気をつけるべきポイント
ウイルス性肝炎 （A型・E型）	発展途上国などの旅行に際して，飲料水や食事に注意する。A型肝炎ウイルスは，ワクチンで予防できる。E型肝炎ウイルスに対する有効なワクチンは，完成していない。
ウイルス性肝炎 （B型・C型）	B型肝炎ウイルスとC型肝炎ウイルスは，血液を介してうつるため，肝炎患者の血液がついたものや，衣類，食品，歯ブラシなどに気をつける。B型肝炎ウイルスにはワクチンがあり，2016年秋には定期予防接種化された。C型肝炎ウイルスに対する有効なワクチンは，まだ開発されていない。
肝硬変	ひどい症状があらわれないうちは，栄養をとる。症状があらわれてから以降は，タンパク質やミネラルの摂取に気を配る。
脂肪肝	ふだんから，アルコールの飲みすぎに注意する。 食べすぎに，気をつける。

肝臓がんを発症させないために，
肝臓病の予防は大切だコン。

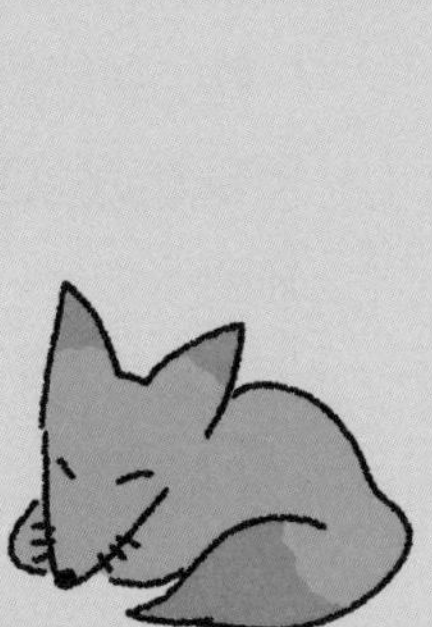

— 膵臓 —

22 膵臓には重要任務が二つ！一つは消化液の分泌

膵液は，三大栄養素をすべて分解できる

膵臓《すいぞう》は，胃のうしろにある，表面がぼこぼこした細長い臓器です。長さ14～16センチメートル，幅3～5センチメートルほどの大きさです。**この膵臓には，重要な任務が大きく分けて二つあります。その一つが，強力な消化液である「膵液」の分泌です。**

膵臓でつくられた膵液は，「主膵管《しゅすいかん》」と「副膵管」という管に集められて，十二指腸内に放出されます。膵液の分泌量は，1日に1リットルほどです。膵液には複数の消化酵素が含まれており，三大栄養素である炭水化物，タンパク質，脂質を，すべて分解することができます。膵液は，消化の中心的な役割を果たす消化液なのです。

膵液が逆流すると，膵臓自身が消化される

主膵管は，「胆嚢《たんのう》」から放出される胆汁を輸送する「総胆管《そうたんかん》」と，出口付近で合流しています。胆嚢は肝臓でつくられた胆汁をためておく袋状の器官で，胆汁は脂質の消化を助ける消化液です。

ところが総胆管の出口がつまってしまうと，膵液が膵臓に逆流してしまい，膵臓自身を消化してしまいます。これが「膵炎」です。総胆管の出口をつまらせる主な原因は，胆嚢でつくられる「胆石《たんせき》」です。

膵臓

膵臓から十二指腸へつながっている主膵管と副膵管と，胆嚢から十二指腸へつながっている総胆管をえがきました。主膵管と総胆管は，十二指腸の壁内で合流しています。

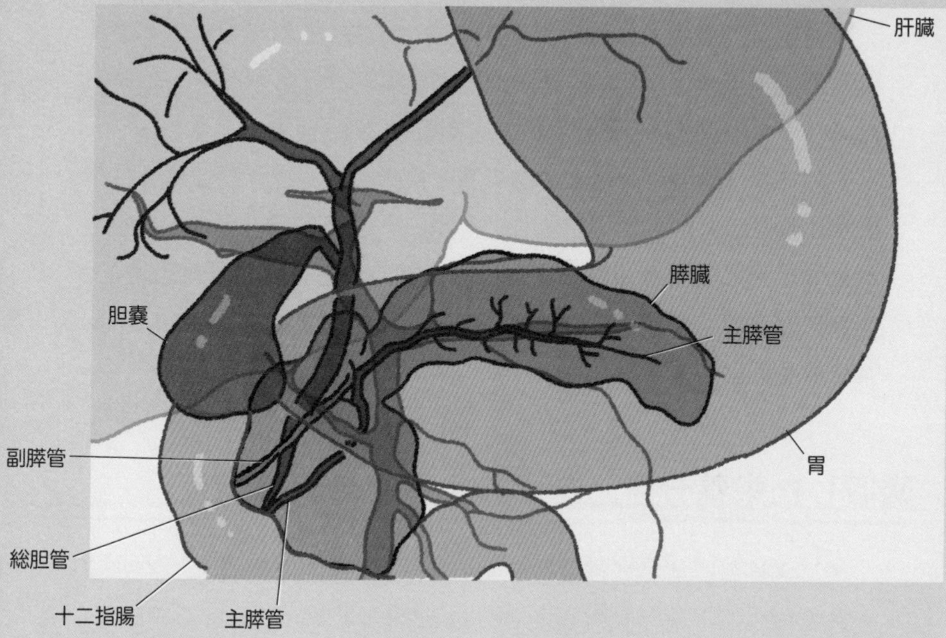

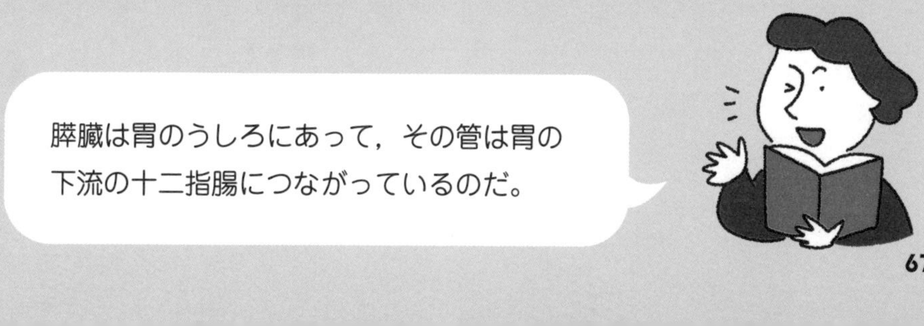

— 膵臓 —

23 膵臓のもう一つの重要任務は，インスリンの分泌

血糖値の上昇を感知すると，インスリンを分泌

膵臓の二つの重要任務のうちのもう一つは，「血糖値」を下げるホルモンである，「インスリン」の分泌です。血糖値とは，血液中を流れるグルコース（ブドウ糖）の濃度のことです。

私たちがご飯やパンなどの食べ物を食べると，食べ物に含まれる炭水化物が唾液などで消化され，グルコースとして小腸から吸収されます。そして，グルコースが小腸の細胞から血管に流れこむと，血糖値が上昇します。この血糖値の上昇を感知すると，膵臓はインスリンを分泌します。

吸収した栄養分を，たくわえるための機能

インスリンは分泌されると，筋肉や肝臓，脂肪の細胞に，グルコースを取りこむようにはたらきかけます。するとそれらの細胞が，グルコースを中性脂肪などに変換して，細胞の中に取りこみます。これは，吸収した栄養分をたくわえるための，人体の大切な機能です。そしてその結果，血液中のグルコースの濃度が下がり，血糖値はある一定の濃度にもどります。これが，膵臓の二つ目の重要任務です。

インスリンのはたらき

小腸から取りこまれたグルコースが，膵臓から分泌されたインスリンのはたらきによって，筋肉や脂肪にとりこまれるまでをえがきました（1 ～ 3）。

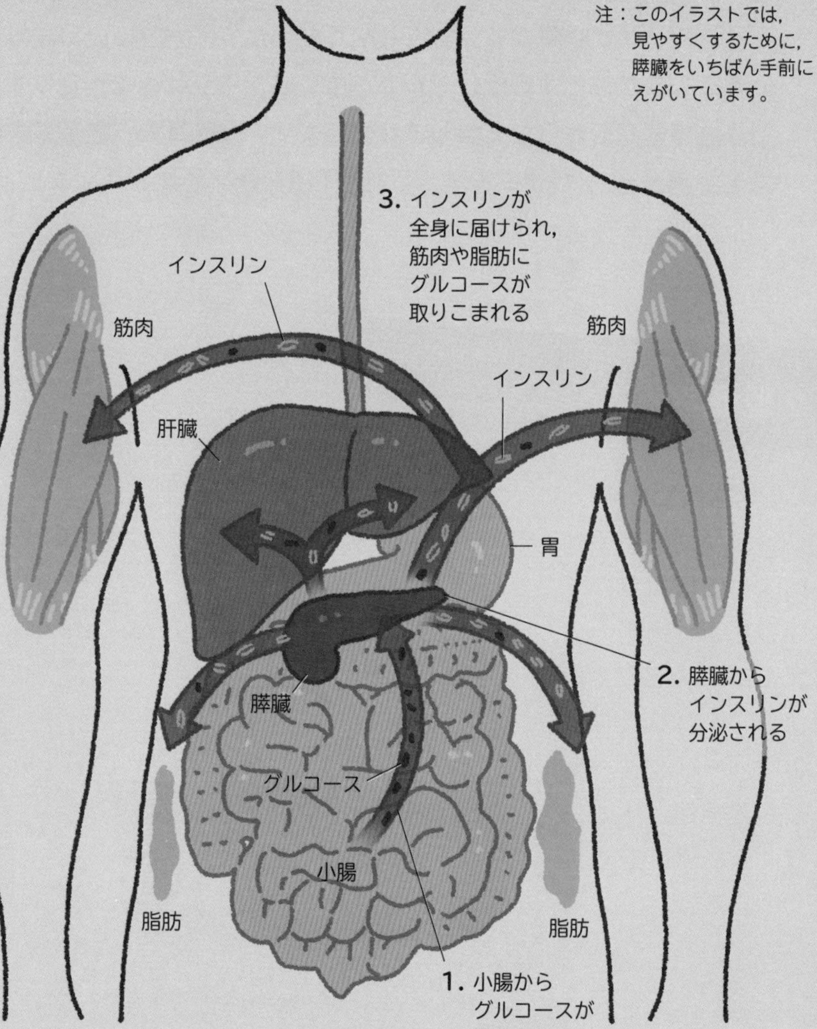

注：このイラストでは，
見やすくするために，
膵臓をいちばん手前に
えがいています。

— 膵臓 —

24 インスリンが効かない…！ 糖尿病の発症

血糖値が下がらなくなってしまう

インスリンが膵臓から分泌されなくなったり，十分に分泌されているにもかかわらず細胞レベルでうまくはたらかなくなったりすると，血糖値が下がらなくなってしまいます。**血糖値が一定の基準をこえて高くなっている状態，それが「糖尿病」です。**糖尿病には，インスリンを分泌する細胞が壊れておきる「1型糖尿病」と，インス

2型糖尿病

2型糖尿病になると，インスリンの刺激が細胞内に伝わらなくなるため，細胞内にグルコースがあまり取りこまれなくなります。その結果，食後も血糖値が下がらず，高血糖状態が長くつづきます。

A. 健常な人の筋肉細胞

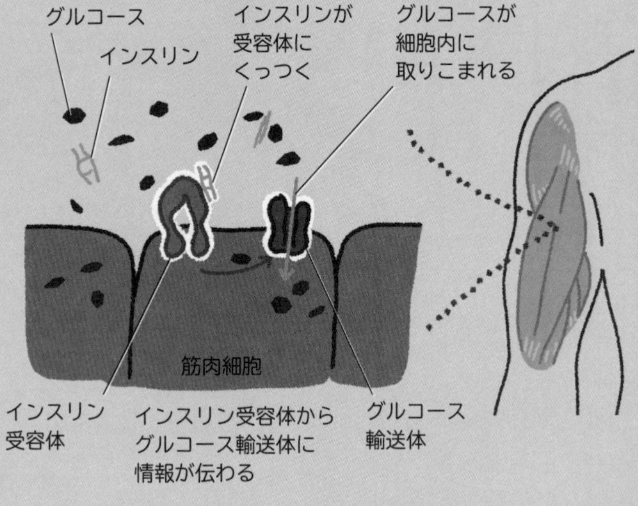

リンの効果が低下しておきる「2型糖尿病」があります。

体全体をむしばむ，おそろしい病気

糖尿病になると，血管の劣化が進みます。劣化した血管は「動脈硬化」をおこし，心筋梗塞や脳梗塞の原因となります。また，血管の劣化は，腎臓の機能が落ちる「腎症《じんしょう》」や，眼の網膜の細い血管が破れて出血する「網膜症《もうまくしょう》」，手足がしびれる「神経障害」を引きおこします。**腎症，網膜症，神経障害は，「糖尿病三大合併症《とうにょうびょうさんだいがっぺいしょう》」とよばれます。その他にも，意識障害，白血球の機能低下，腎臓の機能低下，足の壊死《えし》など，さまざまな合併症をひきおこします。**糖尿病は，体全体をむしばむ，おそろしい病気なのです。

B. 2型糖尿病の人の筋肉細胞

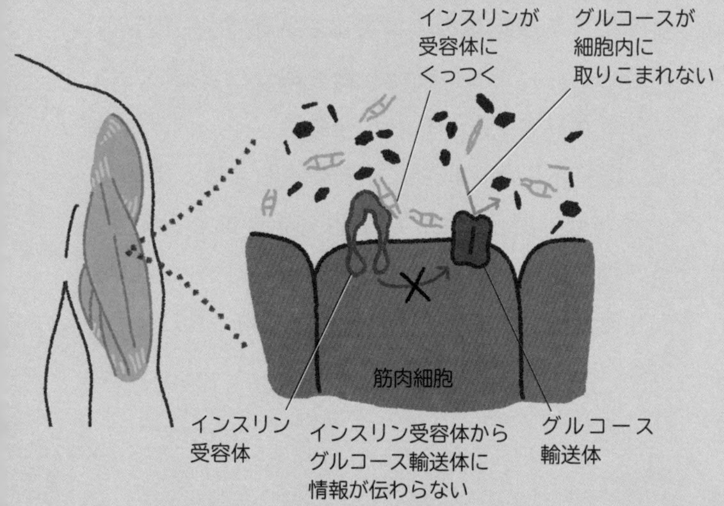

— 膵臓 —

25 糖尿病の予防と治療は，とにかく食事と運動

食事療法は，医者や管理栄養士に相談

糖尿病に対する予防と治療の３本柱は，「食事療法」「運動療法」「薬物療法」です。薬物療法が進歩した現在においても，食事療法と運動療法が重要であることに変わりはありません。

食事療法では，糖質（炭水化物）を制限すべきだと思うかもしれません。しかし，過剰な糖質制限を，安易に行うべきではありません。炭水化物を制限したとしても，かわりにタンパク質や脂質を多く摂取した場合，総カロリー量は変わらず，体重は減りません。食事療法は，独断で行わず，医者や管理栄養士に相談することが重要です。

運動は，インスリンとはことなるしくみ

食後の運動は，食事による血糖値の上昇をおさえます。２型糖尿病では，インスリンが分泌されても，筋肉が糖を取りこまないために，血糖値がなかなか下がりません。しかし運動は，インスリンとはことなるしくみで，筋肉への糖の取りこみを促進します。そのため，インスリンの効果が低い場合でも，運動は効果があるのです。糖尿病の合併症が重い場合は，はげしい運動を行ってはいけない場合もあります。不安な場合は，かかりつけの医者に相談しましょう。

糖尿病の発症率

下のグラフは，糖尿病の累積発症率です。糖尿病治療薬の「メトホルミン」を服用したグループよりも，生活習慣の改善を行ったグループのほうが，糖尿病の発症率が下がりました。

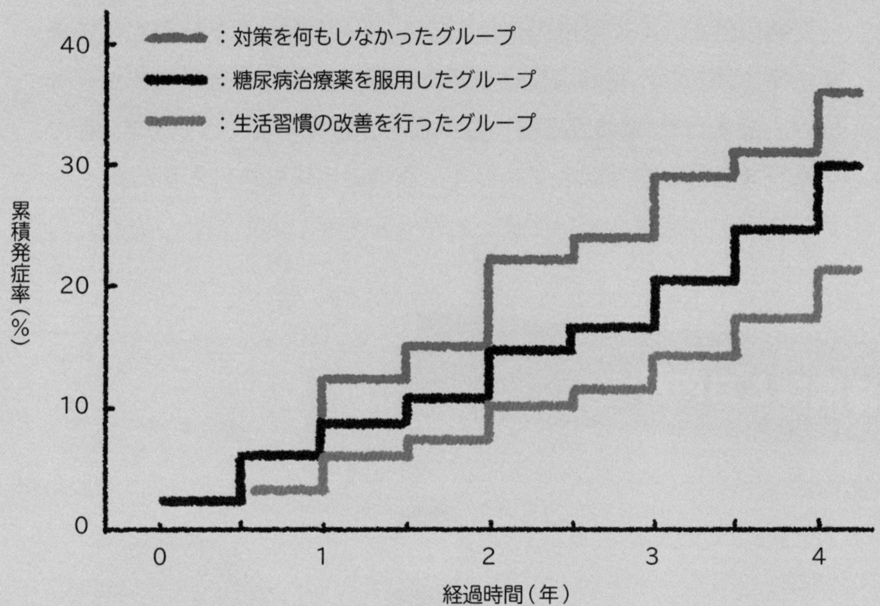

（出典：Knowler WC. et al.： N Engl J Med, 346 : 393-403, 2002）

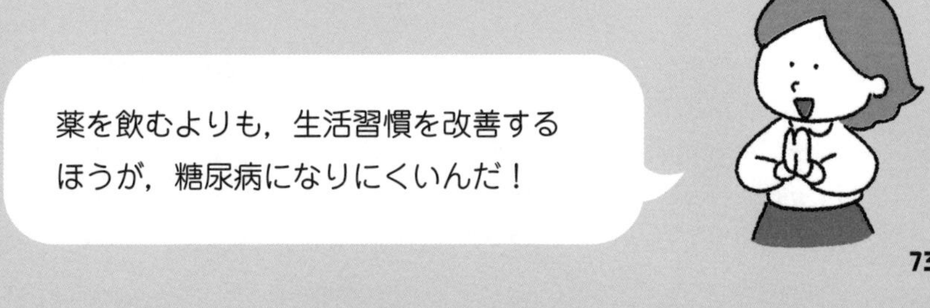

— そのほか —

26 視野がかける緑内障，視界がぼやける白内障

網膜から脳へ，電気信号が伝わらなくなる

近年の日本人の失明原因の第１位は，「緑内障」だといわれています。緑内障とは，視野の欠けや視力の低下が生じる病気です。視神経が圧迫されて，網膜から脳へ電気信号が伝わらなくなります。徐々に進行するため自覚はむずかしく，回復の手段もありません。

緑内障の原因は，高い眼圧だと考えられていました。しかし，日

緑内障と白内障

緑内障（A）と白内障（B）について，まとめました。

A. 緑内障

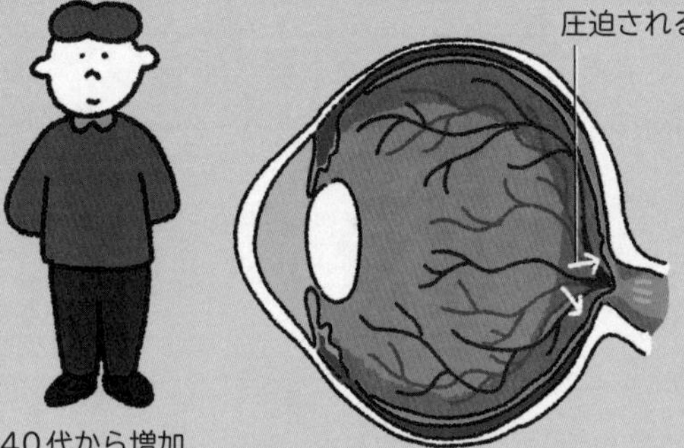

40代から増加

症状
視野が欠ける。進行が遅く，自覚症状はあまりない。

異常な部位
視神経。視神経が圧迫されて，電気信号が送られない。

原因
よくわかっていない。

本人の緑内障患者の過半数は，眼圧が正常値であるにもかかわらず視神経が障害を受ける「正常眼圧緑内障」であることがわかっています。その原因は，まだよくわかっていません。

水晶体は，にごると元にもどせない

「白内障」は，視界のぼけやちらつき，視力の低下が生じる病気です。眼の水晶体が，にごることでおきます。原因は，一般的に紫外線を浴びるなどの，日常生活でさけられないものです。水晶体は，にごってしまうと元にもどせません。そこで，水晶体の中身を吸いだし，人工の「眼内レンズ」を入れる手術が行われます。眼内レンズの登場によって，白内障による失明の危険性は少なくなりました。

B. 白内障

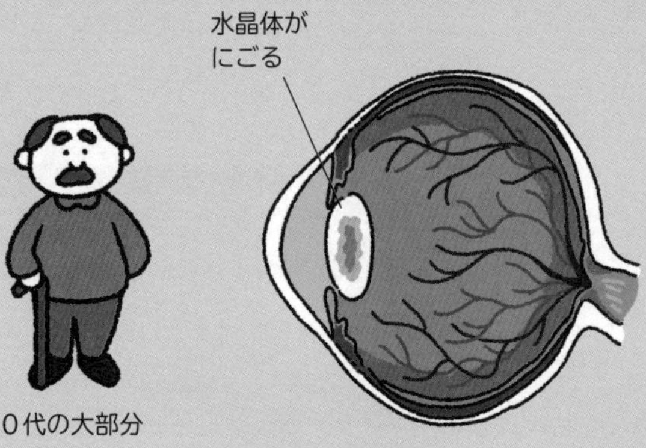

注：手術方法が確立される前は，白内障は失明原因の上位を占めていました。

症状

視界のぼけやちらつき，視力低下。

異常な部位

水晶体。にごるために，光の透過性が失われる。

原因

紫外線など。

— そのほか —

27 いつもの生活習慣が原因！高血圧と脂質異常症

将来的に，狭心症，心筋梗塞，脳梗塞，脳出血

高血圧症とは，高い血圧※1がつづく状態で，「静かなる暗殺者（サイレントキラー）」ともいわれます。**高血圧症の人は，動脈硬化が進行して，将来的に狭心症や心筋梗塞，脳梗塞，脳出血になる危険性が高いためです。**高血圧症は，9割以上が，原因がわからない「本態性高血圧」と診断されます。高血圧症の治療は，生活習慣をあらためるこ

血液中の食塩と脂質

血液中の食塩（A）と，血液中の脂質（B）をえがきました。

A. 血液中の食塩

1. 血液中の食塩は，イオンに分かれて溶けています。食塩をとると，血液中のナトリウムイオン濃度が上がります。

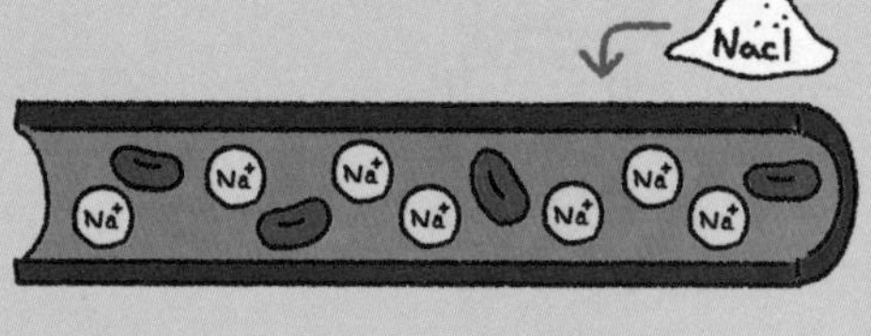

2. ナトリウムイオン濃度を下げようとして，血液に水が足されます。血液量がふえ，血管内の圧力が高くなります。

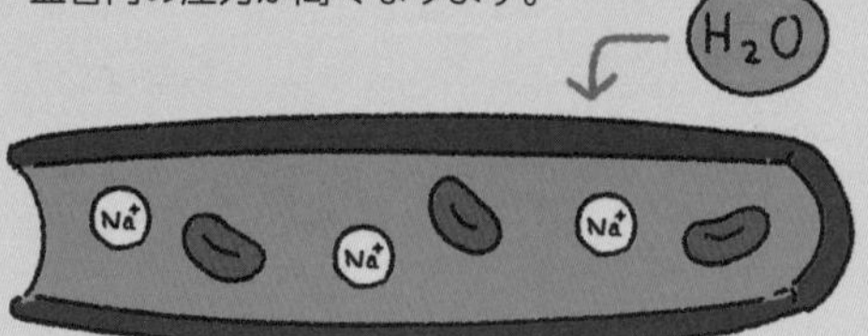

※1：日本高血圧学会のガイドライン2019年版では，「縮期血圧（最高血圧）140㎜Hg以上，または拡張期血圧（最低血圧）が90㎜Hg以上」と定義されています。

※2：日本動脈硬化学会のガイドライン2017年版では，診断基準は，「中性脂肪が150ｄL以上，LDL-コレステロールが140dL以上，HDL-コレステロールが40dL未満のいずれか」と定義されています。

とが第一です。とくに食塩のとりすぎには，注意が必要です。また，適度な運動をすることも大事です。

狭心症，心筋梗塞，脳血管障害の危険因子

脂質異常症とは，コレステロールや中性脂肪などの脂質が，血液中に高濃度※2に含まれる状態です。**脂質異常症は，狭心症や心筋梗塞，脳血管障害など，命にかかわる病気につながる危険因子です。** 脂質異常症の治療は，食事療法が第一です。コレステロールを含む食べ物を制限し，コレステロールの吸収をさまたげる繊維分を多くとり，肥満にならないようにします。中性脂肪を減らすには，運動療法も効果的です。また，薬剤による治療も，有効です。

B. 血液中の脂質

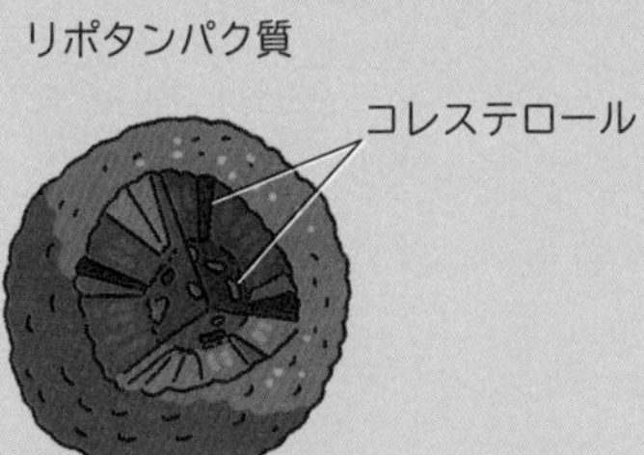

血液中の脂質は，「リポタンパク質」という粒子に含まれています。リポタンパク質は，脂質とタンパク質の複合体です。水に溶けない「コレステロール」などの脂質は，リポタンパク質に含まれることで，血液中の水に溶けることができます。

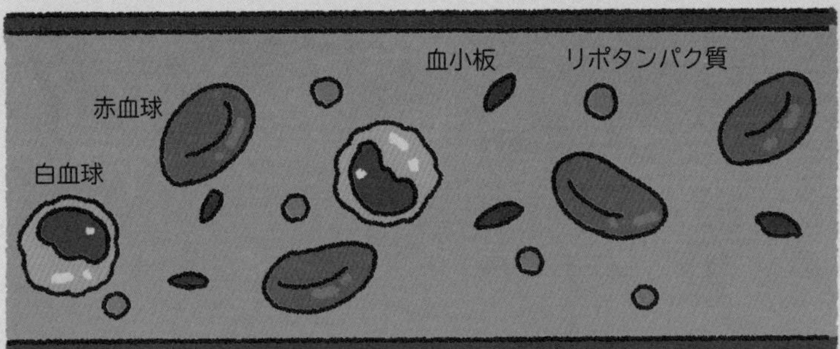

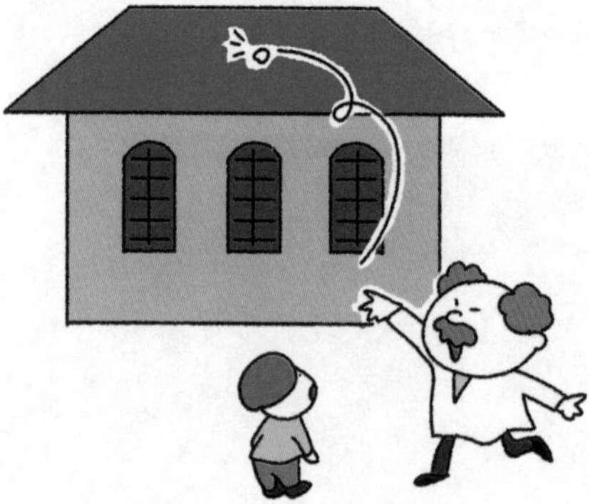

2. 免疫のしくみと病気

人体には，病原体から体を守るシステムがそなわっています。免疫です。しかし，特定の異物がくりかえし体に入ると，免疫が過剰に反応する，「アレルギー」になってしまいます。第2章では，免疫のしくみと病気をみていきましょう。

1 リンパ系が，免疫の防衛システムの中心

免疫の主役は，「抗体」というタンパク質

人間は，免疫によって，ウイルスや細菌などの病原体から体を守っています。免疫の主役は，特定の物質と結合する，「抗体」というタンパク質です。抗体が結合する物質は，「抗原」といいます。

免疫は，自分の体の成分ではないさまざまな抗原に対して，抗体をつくることができます。そして侵入してきた抗原の種類に応じて，特定の抗体だけを大量につくることができます。このはたらきを担当するのが，「リンパ球」とよばれる免疫細胞のグループです。

リンパ系や血液に含まれるリンパ球

リンパとは，血管の外にしみ出した血液中の液体のことで，「リンパ液」ともいいます。リンパ液は，全身をめぐりながら老廃物を回収し，「リンパ管」を通ってふたたび血液にもどります。リンパ液に含まれる免疫細胞のうち，大部分を占めるのがリンパ球です。

リンパ球が抗原を認識する場所は，リンパ管の途中にある「リンパ節」や，「脾《ひ》臓《ぞう》」，消化管や呼吸器の粘膜にある「リンパ組織」などです。**リンパ管とリンパ節は「リンパ系」とよばれ，免疫の防衛システムの中心となっています。**

注：リンパ球には，抗体をつくる「B細胞」や，B細胞に抗体をつくらせる「T細胞」，ウイルスに感染した細胞やがん化した細胞を殺す「NK細胞」などの種類があります。リンパ球のほかに，「単球」や「顆粒球」という免疫細胞のグループもあります。

リンパ系と関係臓器

リンパ系は，全身に広がるリンパ管と，リンパ管の各所に多数存在するリンパ節からなります。リンパ球は，骨髄で生まれ，胸腺や脾臓，リンパ節などのリンパ組織で成熟します。

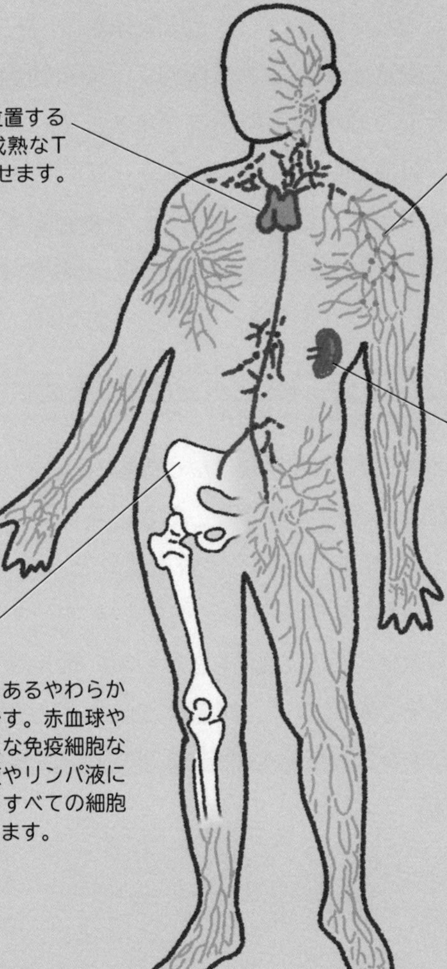

2 侵入者発見！　病原体とたたかう免疫細胞たち

免疫細胞が，とらえて食べる

のどで，病原体とたたかう免疫細胞を見てみましょう。

免疫細胞は，のどの粘液《ねんえき》を突破してくる病原体を，「リンパ濾胞《ろほう》」とよばれる場所で待ち受けます。リンパ濾胞は，感染防御のいわば最前線ともよべる場所で，多くの免疫細胞が集まっています。病原体が侵入してくると，免疫細胞の「マクロファージ」や「樹状細胞《じゅじょうさいぼう》」が反応し，とらえて食べます。**これは，侵入してきた病原体をいち早く感知して排除する，「自然免疫」とよばれるしくみです。**

ウイルスにあった抗体をつくり，放出する

免疫細胞のはたらきは，病原体を食べたら終わりというわけではありません。樹状細胞は，病原体を飲みこむと，病原体の情報を免疫細胞の「T細胞」に伝えます。そして情報を受けとったT細胞は，免疫細胞の「B細胞」に抗体をつくる指示を出します。すると指示を受けたB細胞が，病原体に合った抗体をつくり，放出します。放出された抗体は，病原体に結合して，病原体を無力化します。**これは，侵入した病原体に合わせた反応をする，「適応免疫（獲得免疫）」とよばれるしくみです。**

注：マクロファージや樹状細胞は，単球という免疫細胞のグループに含まれます。

免疫細胞と病原体のたたかい

免疫細胞がのどで，かぜを引きおこすウイルスや細菌とたたかうようすをえがきました（1～8）。

1. 粘液は，異物の侵入を防ぎます。
2. 粘膜細胞から分泌された抗菌作用をもつタンパク質によって，細菌は死滅します。
3. マクロファージや樹状細胞が病原体を食べて，排除します。
7. 抗体は病原体に結合して，病原体を無力化します。

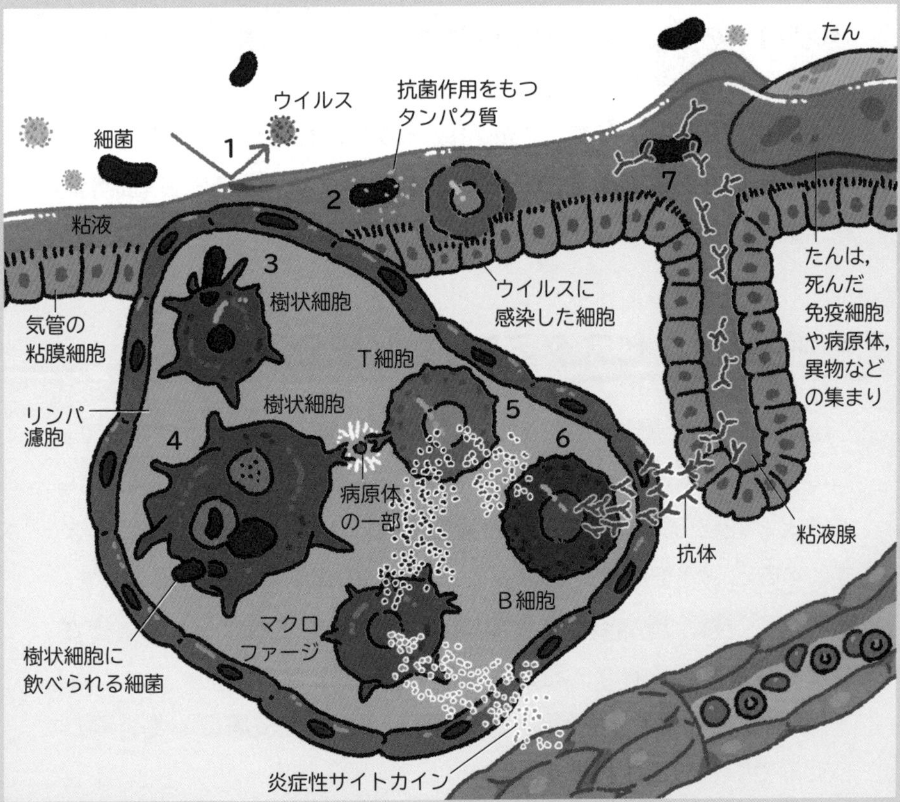

4. 病原体を食べた樹状細胞が，病原体の情報をT細胞に伝えます。
5. 病原体の情報を受けとったT細胞は，B細胞やマクロファージに指示を出します。
6. 指示を受けたB細胞は，病原体に合わせた抗体をつくり，放出します。
8. 指示を受けたマクロファージは，サイトカインを分泌し，血管を広げて，免疫細胞をよびよせます。

3 また来た!!　免疫の過剰な反応が，アレルギー

B細胞は，「IgE抗体」を放出する

「アレルギー」は，特定の異物がくりかえし体に入ることで，免疫が過剰に反応するようになってしまった状態です。「花粉症」も，アレルギーの一種です。花粉症がおきるしくみを，見てみましょう。

まず，鼻の内部に侵入した花粉の成分は，樹状細胞に取りこまれます。樹状細胞は，T細胞に花粉成分の情報を伝えます。そしてT細胞は，B細胞に抗体をつくる指示を出します。するとB細胞は，花粉成分に結合する「IgE抗体」をつくり，放出します。

肥満細胞が，「ヒスタミン」などを分泌する

IgE抗体は，「肥満細胞」という免疫細胞の表面にくっつきます。この状態を「感作」とよびます。ふたたび花粉の成分が体内に侵入すると，花粉の成分は，肥満細胞の表面にあるIgE抗体に結合します。すると肥満細胞は，「ヒスタミン」などの化学物質を分泌します。**ヒスタミンは，鼻水を出させたり，目をかゆくさせたり，涙を出させたりします。**これが，花粉症なのです。

「気管支ぜんそく」や「アトピー（アレルギー性皮膚炎）」も，同じしくみで引きおこされます。

注：肥満細胞は，化学物質をためこんでふくらんでいることから，肥満と名づけられました。脂肪による体の肥満とは，関係がありません。

免疫細胞の花粉との戦い

免疫細胞が鼻で，花粉とたたかうようすをえがきました（1～11）。花粉の2度目の侵入で，アレルギー反応がおきます。

1. 花粉がこわれて，鼻の粘膜に入ります。
2. 樹状細胞が，花粉を食べて排除します。
3. 樹状細胞が，花粉の情報をT細胞に伝えます。
4. T細胞が，B細胞に指示を出します。
5. B細胞が，IgE抗体をつくり，放出します。
6. IgE抗体が，肥満細胞にくっつきます。

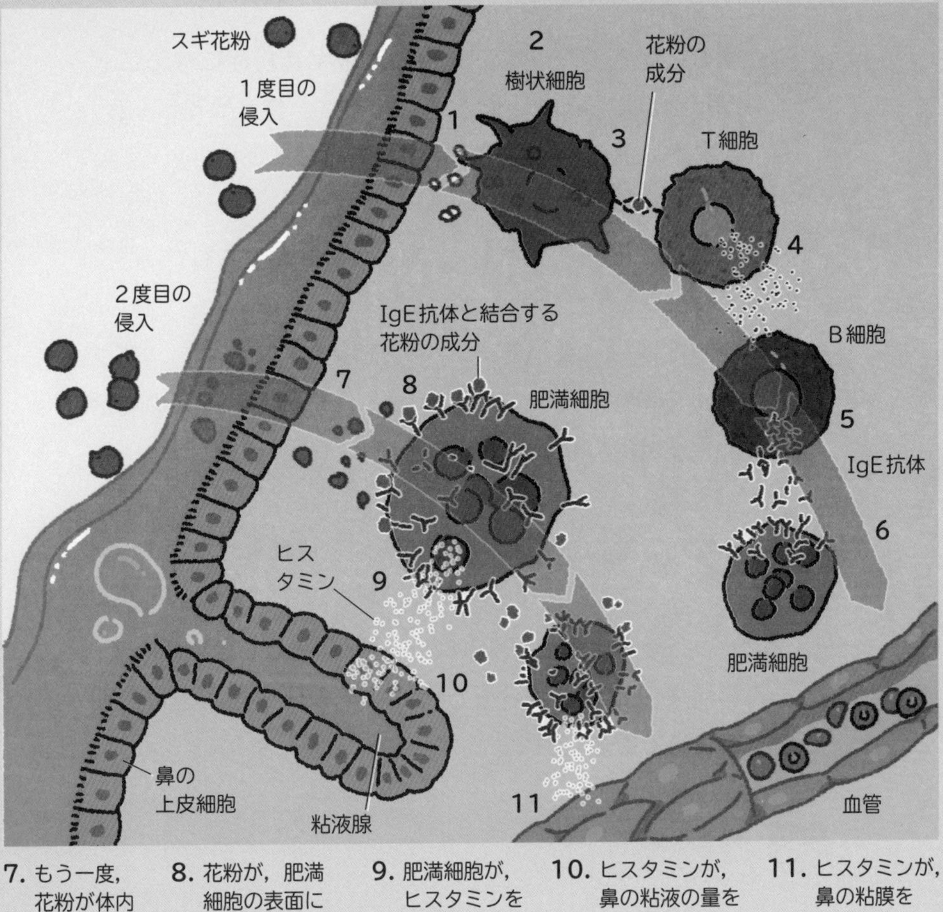

7. もう一度，花粉が体内に入ります。
8. 花粉が，肥満細胞の表面にあるIgE抗体に結合します。
9. 肥満細胞が，ヒスタミンを分泌します。
10. ヒスタミンが，鼻の粘液の量をふやします。
11. ヒスタミンが，鼻の粘膜を腫らせます。

博士！
教えて!!

サルも花粉症になるんですか？

博士，サルも花粉症になるんですか？　この前テレビで，サルが鼻水を流して，くしゃみをしてました。

うむ。調査で，ニホンザルも，スギ花粉症になることがわかっておる。人間と同じように，鼻水やくしゃみ，目のかゆみといった症状が出るそうじゃ。

へぇ～。花粉の季節は，サルも大変なんですね。

サルだけじゃないぞ。スギ花粉症のイヌやネコ，ブタクサ花粉症のイヌなども確認されておる。イヌの場合は，皮膚炎の症状が出ることが多いそうじゃ。

花粉症の動物が，ほかにもいるかもしれませんね！

そうじゃな。花粉症の動物の研究が進むことによって，花粉症のしくみや治療法についての研究も，進むと期待されておるぞ。

へぇ～。

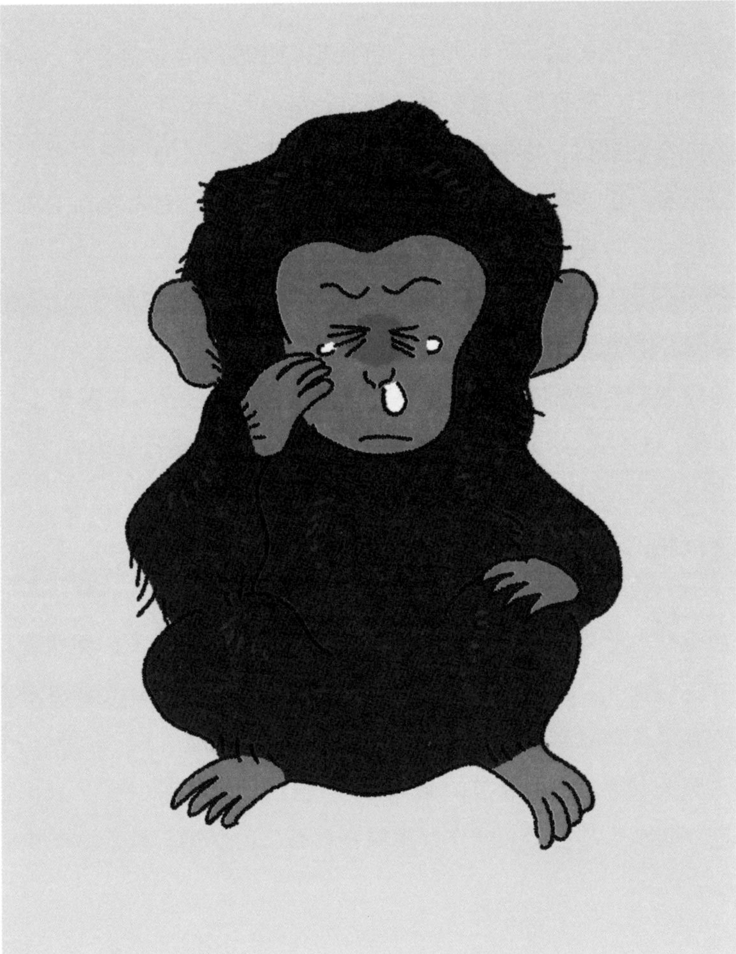

4 気管支ぜんそくは，気管支の気道がせまくなる

典型的な症状は，ぜい鳴と呼吸困難

気管支ぜんそくは，アレルギー性疾患の代表的なものです。呼吸器疾患の中で，患者数が最も多い病気となっています。

典型的な症状は，呼吸のたびに「ヒューヒューゼイゼイ」という音を立てる「ぜい鳴《めい》」と，呼吸困難です。発作はせきとたんをともない，たいてい夜中から明け方にかけておきます。

ぜんそくがこわいのは，ほかのアレルギー性疾患とちがって，発作により死亡する場合があることです。夜間の軽いぜい鳴とせき，たんだけの段階で治療をはじめれば悪化は防げます。しかし放置すると，呼吸困難がおきるようになり，だんだん重い症状に移行します。

気道がせまくなり，吸ったり吐いたりできない

気管支ぜんそくの発作では，アレルギー反応によって，気管支に変化が生じます。**気道がせまくなり，息を吸ったり吐いたりすることができなくなります。**発作の誘引の最たるものとして，かぜのウイルス感染があげられます。最近は，「自然リンパ球（ILC2）」のはたらきが強まることで，発作が誘発されることが知られています。

ぜんそく発作時の気管支

ぜんそく発作時の気管支では，粘膜の上皮細胞がはがれ，粘膜の中に炎症をおこす免疫細胞の「好酸球」やヒスタミンなどがいちじるしく増加します。粘膜は，毛細血管からしみでた水分でむくみます。粘液が多く分泌され，たんとなって気道につまります。

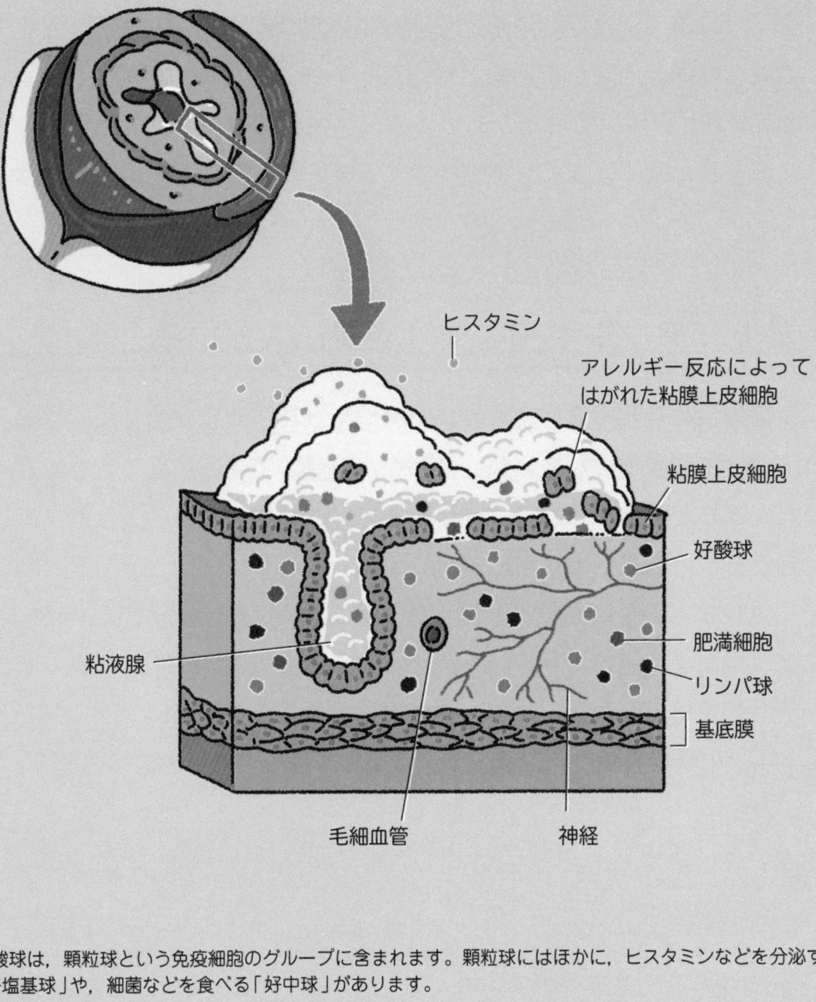

注：好酸球は，顆粒球という免疫細胞のグループに含まれます。顆粒球にはほかに，ヒスタミンなどを分泌する「好塩基球」や，細菌などを食べる「好中球」があります。

5 気管支ぜんそくは，初期のうちに薬で治す

重症の場合，「生物学的製剤」を用いることも

気管支ぜんそくの治療には，「抗アレルギー薬」や「気管支拡張薬」，「ステロイド薬」など，症状に応じた薬が使われます。重症の場合には，入院して治療ということもあるものの，最初は「生物学的製剤」を用いることがあります。生物学的製剤とは，化学的に合成された薬ではなく，生物がつくるタンパク質などを応用した薬です[※1]。

職業上，アレルギーになりやすい人がいる

薬は決められた量を決められた時間に飲み，症状が軽くなったからといって飲むのをやめないことがたいせつです。初期のうちにきちんとした治療が行われ，発作のおきない状態が長くつづけば，完治することもあります。

アレルギー性疾患には，遺伝的な要因が強いといわれています。また職業上，特定の「アレルゲン（アレルギー原因物質）」と接する機会の多い人も，アレルギー性疾患になる可能性が高いです。たとえば，小麦粉を使うパン職人や，うるしを使ううるし職人などです。

※1：ぜんそくの生物学的製剤には，「オマリズマブ」（製品名：ゾレア®），「メポリズマブ」（製品名：ヌーカラ®），「ベンラリズマブ」（製品名：ファセンラ®），「デュピルマブ」（製品名：デュピクセント®）などの種類があります。

ぜんそく発作の治療

ぜんそくの発作がおきた89ページの気管支に，吸入ステロイド薬を使って治療したところをえがきました。好酸球が消え，筋肉の収縮がゆるみ，粘膜のむくみもとれて，気道が広がっています。正常に近い状態です。

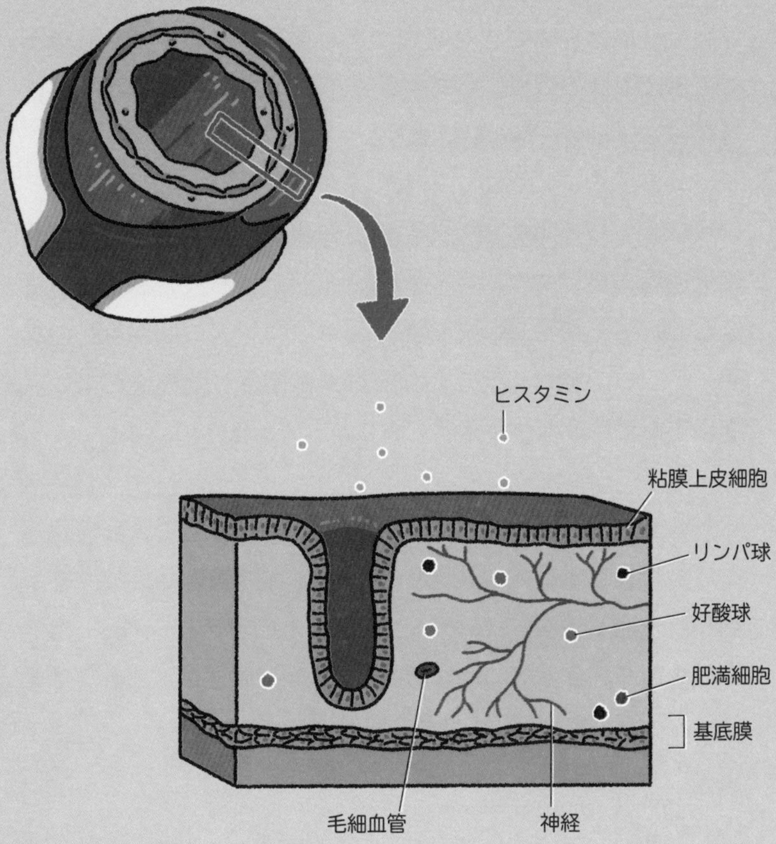

ペットアレルギー

卵や乳製品などの「食品」に，ダニやカビなどの「ハウスダスト」，「花粉」，「金属」，「ラテックス（天然ゴム）」など，アレルギーにはさまざまな種類があります。**その中で，近年とくにふえているのが，イヌやネコ，インコなどの「ペット」に対するアレルギーだといいます。**

ペットアレルギーがふえている背景には，マンションなどの気密性の高い家で，ペットを室内飼いする人がふえていることがあると考えられています。ネコやイヌのはがれた皮膚や，インコの乾燥したふんなどが，密閉された部屋の中に充満して，アレルギーの発症につながってしまうのです。

ペットアレルギーにならないためには，部屋の清掃や換気をこまめに行うことに加えて，ペットとの過剰な接触をさけることも重要です。ペットといっしょに寝床に入ることや，ネコを飼う人がするいわゆる「ネコ吸い」などは，できるだけひかえたほうがいいでしょう。

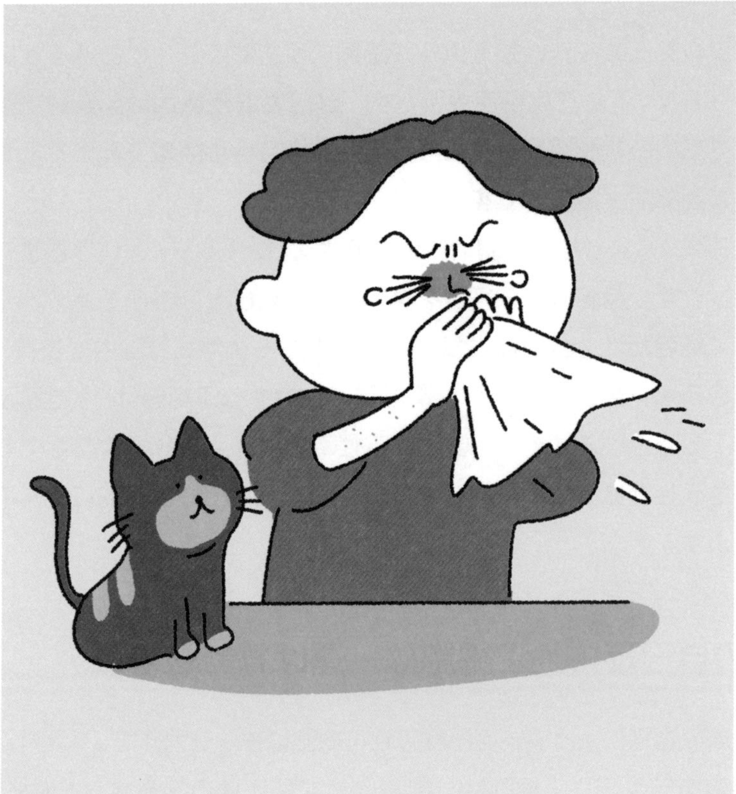

6 免疫細胞が自分を攻撃してしまう，自己免疫疾患

胸腺は，T細胞を選別する

アレルギーのほかにも，免疫が過剰に反応することでおきる疾患があります。「自己免疫疾患」です。**自己免疫疾患とは，自分の体をつくっているタンパク質に対して，自分自身の免疫が反応してしまうことで生じる病気です。**

T細胞のもととなる細胞は，骨髄で生まれ，「胸腺」という器官へ移動します。胸腺は，T細胞を選別して，自己と非自己を見分けられるT細胞だけを全身に送りだす役割をもちます。胸腺内を通るT細胞のうち，胸腺のタンパク質と強く結合するT細胞は，「自己反応性T細胞」といいます。自己反応性T細胞は，自分を攻撃してしまう危険性があるため，胸腺からの指示を受けて，自発的に死んでいきます。

一部の自己反応性T細胞は，運ばれてしまう

胸腺の選別によって，自己反応性T細胞は排除されます。しかし，一部の自己反応性T細胞は，排除されずに，体のすみずみ（末梢）にまで運ばれてしまいます。**自己反応性T細胞は，普段は自己を攻撃することはないものの，さまざまなきっかけで活動が高まると，自己免疫疾患がひきおこされてしまうのです。**

代表的な自己免疫疾患

代表的な自己免疫疾患を示しました。自己免疫疾患は，全身のあらゆる臓器で発症する可能性があります。

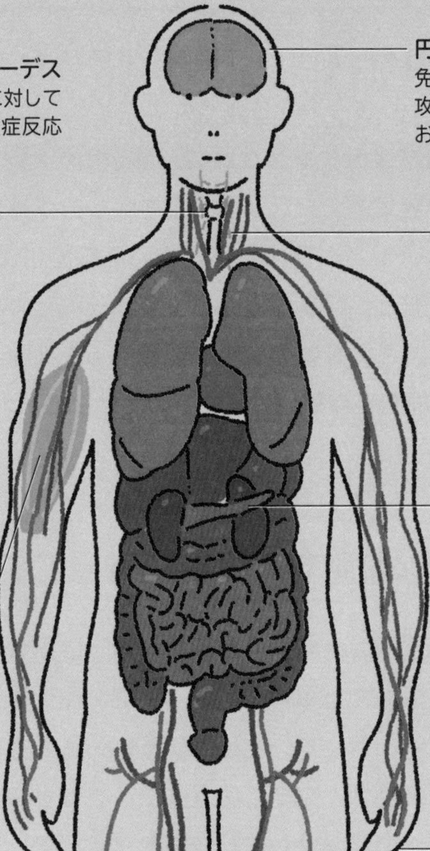

全身性エリテマトーデス
免疫細胞が，自分のDNAに対して反応してしまい，全身に炎症反応がおきます。

バセドウ病
免疫細胞が，甲状腺を誤って強く刺激してしまい，甲状腺ホルモンが必要以上につくられます。

橋本病
免疫細胞が，甲状腺を攻撃してしまい，甲状腺のはたらきが低下します。

重症筋無力症
免疫細胞が，神経組織と筋肉の接合部を攻撃してしまい，神経からの刺激が筋肉に伝わりづらくなります。

円形脱毛症
免疫細胞が，毛根組織を攻撃してしまい，脱毛がおきます。

多発性硬化症
免疫細胞が，神経細胞を包む「ミエリン」という構造を攻撃してしまい，神経伝達に異常がおきます。

1型糖尿病
免疫細胞が，インスリンをつくる膵臓のβ細胞を攻撃してしまい，血糖値が常に高い状態になります。

関節リウマチ
免疫細胞が，骨と骨が連結する部分である関節を攻撃してしまい，関節痛や手足の関節の変形がおきます。

7 自己免疫疾患のきっかけは，免疫細胞の勘ちがい

病原体のタンパク質の一部が，自己と似ている

ではどのようなきっかけで，T細胞の活動が高まり，自己を攻撃するようになってしまうのでしょうか。

一つ目は，病原体のタンパク質の一部（抗原）が，自己の成分とよく似ている場合です。たとえば「溶血性レンサ球菌」という細菌がもつある種のタンパク質は，心臓の心筋細胞にある「ミオシン」というタンパク質と，構造が似ています。そのため，溶血性レンサ球菌に感染して，この細菌の抗原を認識するT細胞の活動が高まると，誤って心筋細胞も攻撃してしまうのです。これが「リウマチ熱」です。

病原体と正常な細胞を，同時に取りこむ

二つ目は，樹状細胞が病原体と正常な細胞の死がいを，同時に取りこんだ場合です。樹状細胞は病原体を取りこむと活動が高まり，その情報をT細胞に渡して，T細胞の活動を高めます。しかし実際のところ，樹状細胞は，完全に病原体だけを取りこむことはできません。正常な細胞の死がいも，同時に取りこんでしまうことがあるのです。この場合，自己の抗原に反応するT細胞もまちがって活性化してしまい，結果的に自己免疫疾患をひきおこしてしまいます。

自己免疫疾患のメカニズム

自己免疫疾患を発症するメカニズムのうち，樹状細胞が病原体と正常な細胞の死がいを，同時に取りこんだ場合をえがきました（1a ～ 3b）。病原体を攻撃するＴ細胞に加え，自己の細胞を攻撃するＴ細胞も，活性化されてしまいます。

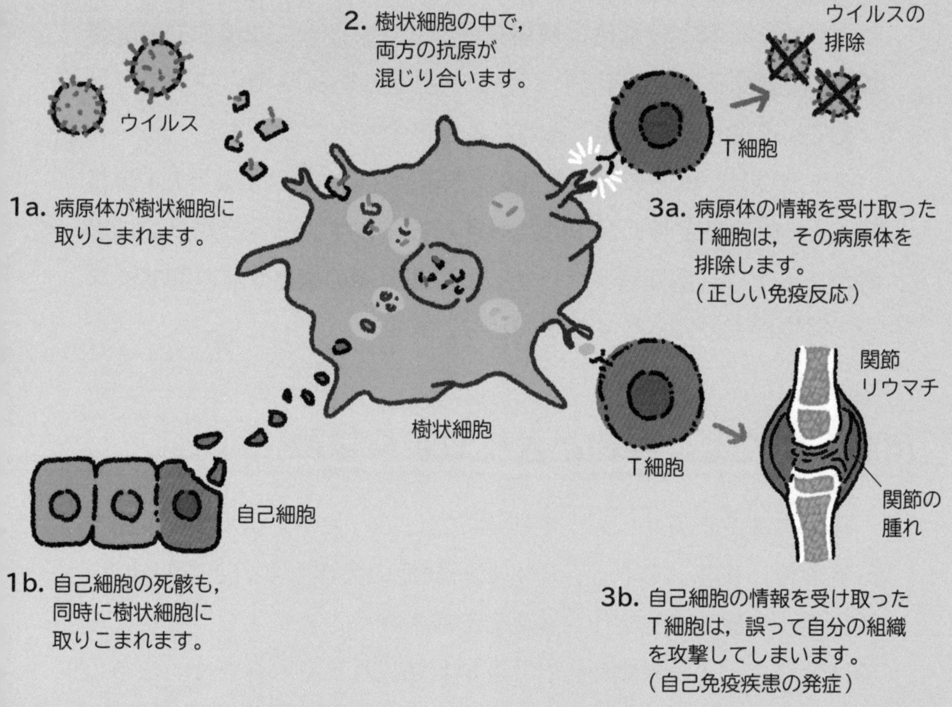

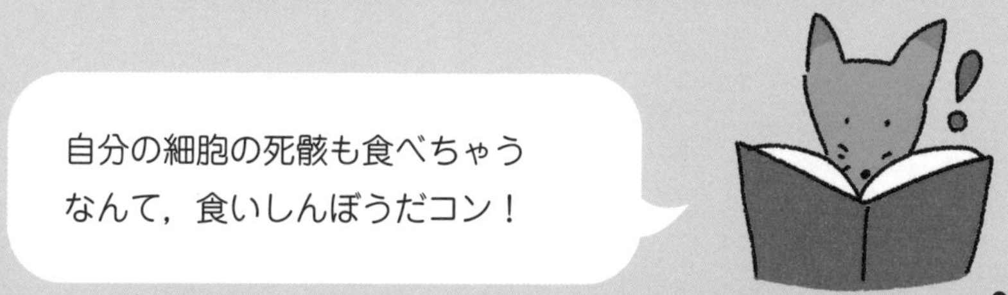

8 スキンケア重要！肌荒れからアトピーに

皮膚の機能を保つ「フィラグリン」

近年，アトピーに関しても，発症にかかわる重要な因子が発見されました。それが，皮膚の機能を保つタンパク質である「フィラグリン」です。研究によると，アトピー患者の約30%で，フィラグリンをつくる遺伝子に異常があることがみつかったのです。

フィラグリンは，皮膚の表層の「角質層」で，層状になった「角質細胞」の並びを正常に保つはたらきがあります。フィラグリンに異常があったり，量が減ったりすると，角質層の構造が乱れやすくなり，異物が入りこみやすい状態となります。

皮膚をかくと，異物が入りやすくなる

私たちは，皮膚から入った異物に対して，強いアレルギー反応をひきおこします。これが，アトピー発症の大きな要因となります。そして，炎症で発生するかゆみで皮膚をかくことにより，さらに皮膚は傷つき，より異物が入りやすい状態になっていきます。こうした悪循環が，アトピー発症の一端となります。そのため，アトピー対策は，何といってもスキンケアが重要なのです。

スキンケアの基本

清潔な皮膚を保ち，乾燥を防ぐことが，スキンケアの基本です。そのために重要なのが，入浴方法です。お湯の温度は40℃程度とぬるめにし，皮脂が必要以上に奪われてしまわないように，過度な長湯はさけるようにしましょう。

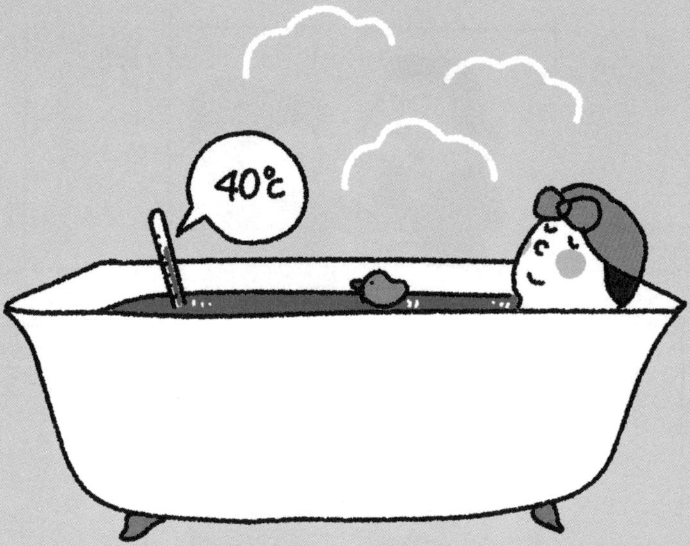

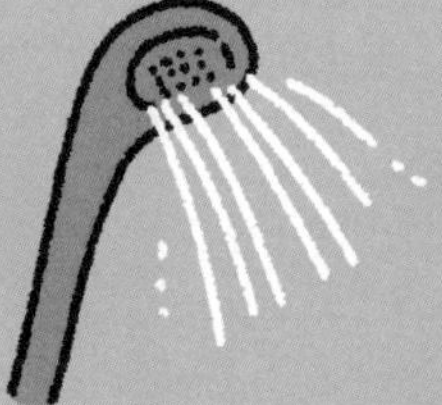

石鹸の成分が肌に残らないように，よくすすぎます。

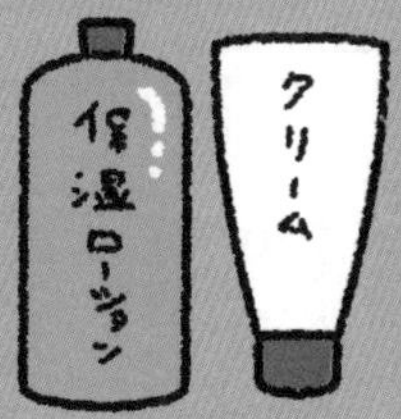

皮膚の角層が残っているうちに，保湿剤を丁寧に塗ります。

人類初のワクチンを開発

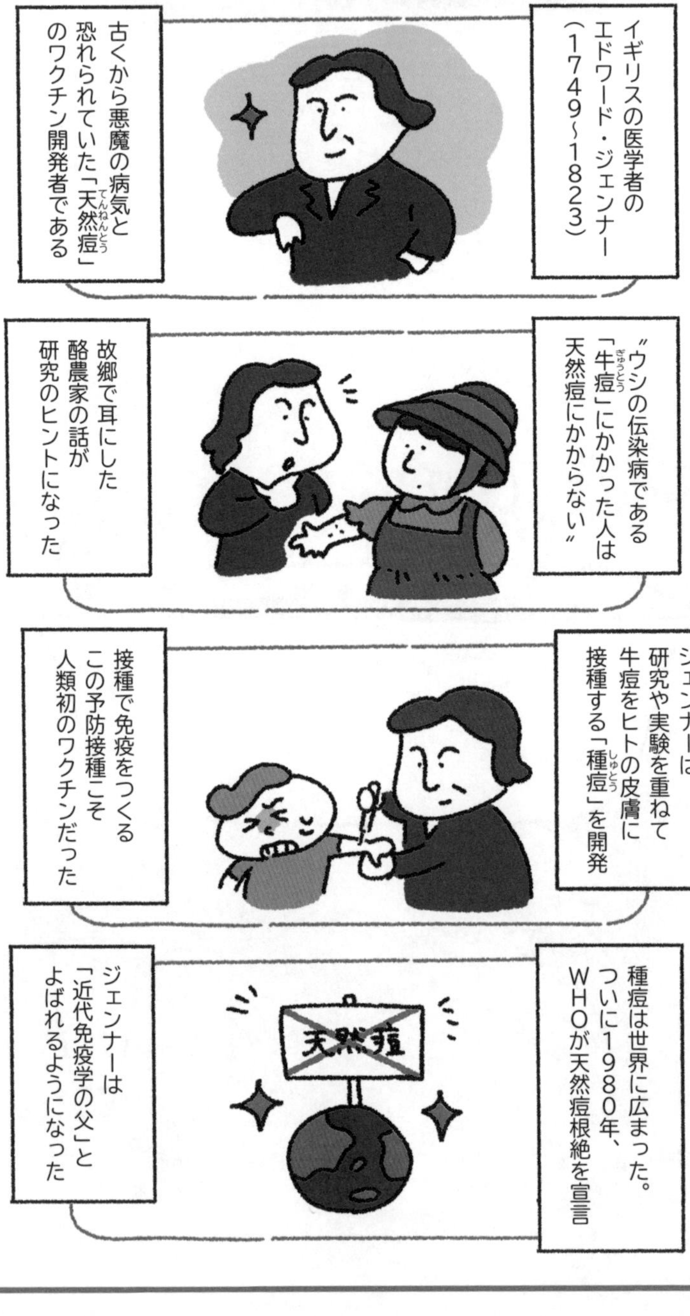

カッコウの托卵を発見！

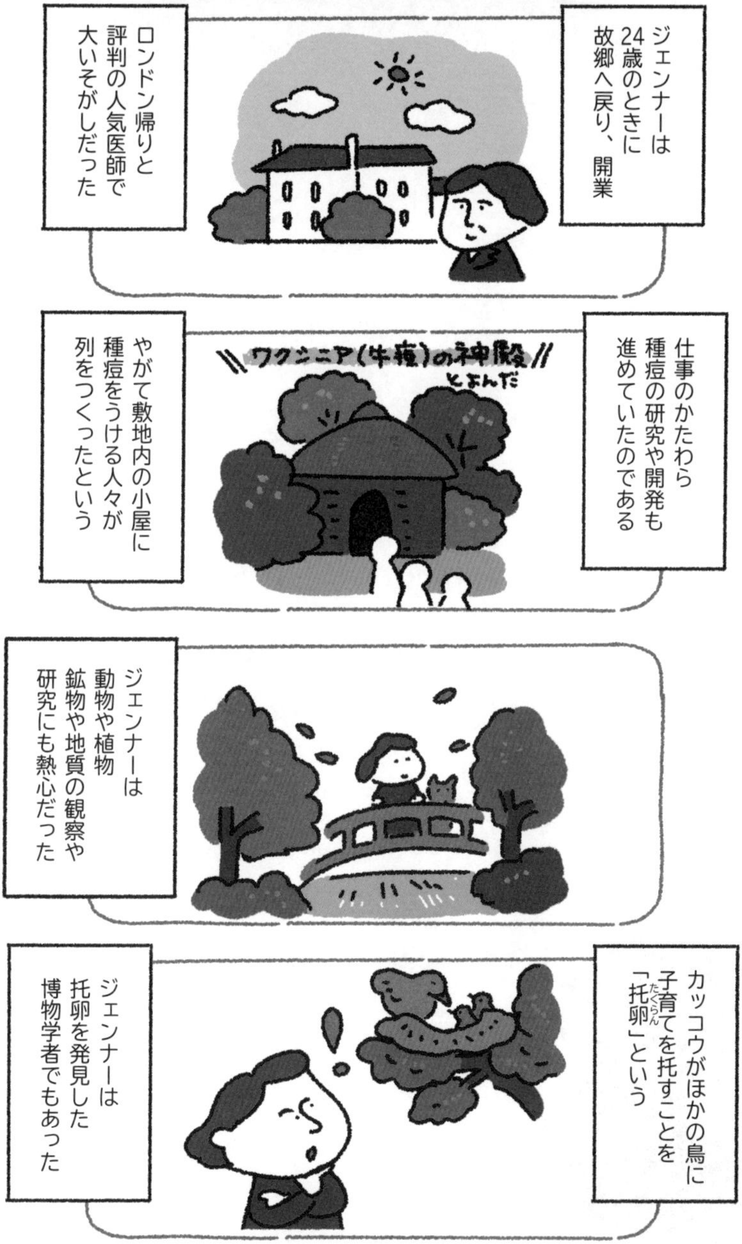
ジェンナーは
24歳のときに
故郷へ戻り、開業
ロンドン帰りと
評判の人気医師で
大いそがしだった
仕事のかたわら
種痘の研究や開発も
進めていたのである
\\ワクシニア（牛痘）の神殿// とよんだ
やがて敷地内の小屋に
種痘をうける人々が
列をつくったという
ジェンナーは
動物や植物
鉱物や地質の観察や
研究にも熱心だった
カッコウがほかの鳥に
子育てを托すことを
「托卵《たくらん》」という
ジェンナーは
托卵を発見した
博物学者でもあった

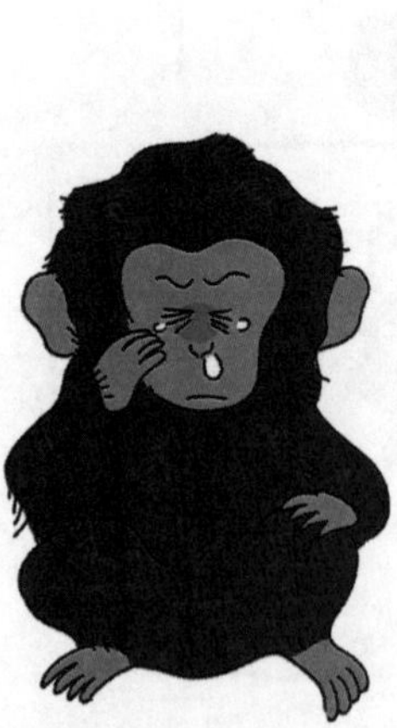

3. インフルエンザとかぜ，新型コロナ

私たちの身近な病気に，インフルエンザやかぜがあります。また，2019年末に中国で発見された新型コロナウイルス感染症（COVID-19）は，世界的な大流行となりました。第3章では，インフルエンザとかぜ，新型コロナウイルス感染症についてみていきましょう。

— インフルエンザ —

1 インフルエンザウイルスは，とげとげしている

1年間の患者数は，多いと2000万人近く

インフルエンザは，「インフルエンザウイルス」に感染することで引きおこされる病気です。ウイルスに感染してから1～3日後に，38℃以上の高熱や頭痛，だるさ，筋肉痛，のどの痛みやせき，鼻水などの症状があらわれます。

日本でインフルエンザにかかる人は，毎年12月ごろに出はじめ，1～3月ごろに最も多くなります。1年間の患者数は，少なくとも数百万人，多いときには2000万人近くにおよびます。インフルエンザによる死者は，65歳以上の高齢者を中心に，1年間に1万人前後と推計されています。

大きな流行をおこすのは，A型とB型

インフルエンザウイルスは，表面に「スパイク」とよばれる突起をもち，内部に遺伝情報が記録された「RNA（リボ核酸）」を含む粒子です。ウイルスの粒子を構成するタンパク質の種類（抗原性）のちがいなどから，A型，B型，C型の3種類に分類されます。このうち，大きな流行をおこして問題になるのは，A型とB型です。C型は，A型やB型にくらべて症状も軽く，問題になることは少ないです。

インフルエンザウイルス

インフルエンザウイルスをえがきました。RNAは,「カプシド」というタンパク質の殻におおわれて，らせん状をしています。そのまわりを「エンベロープ」という脂質の膜がおおい，そこに「スパイク」というタンパク質の突起がついています。

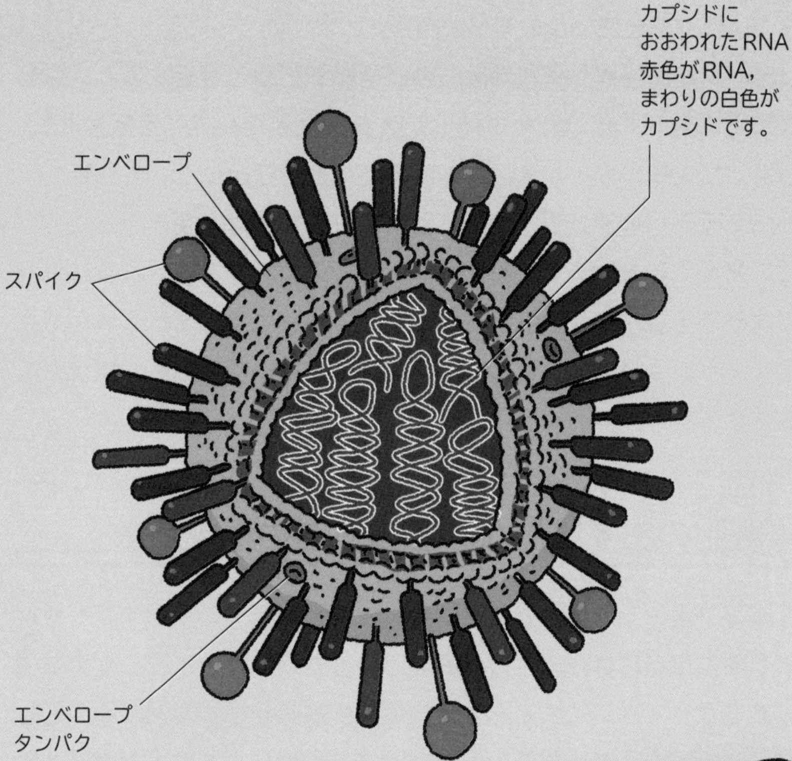

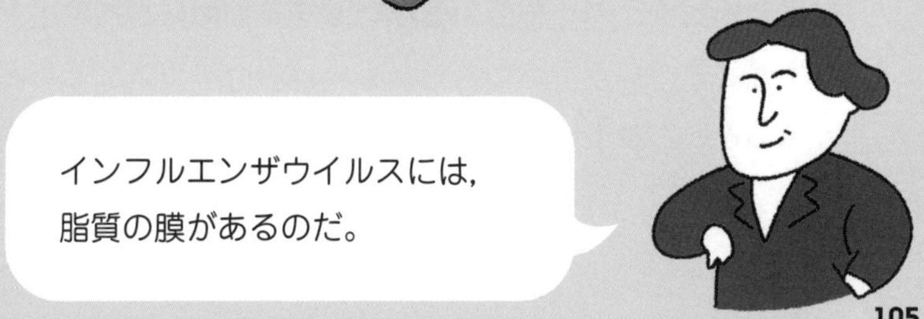

― インフルエンザ ―

2 のどが痛っ！　ウイルスがのどの細胞に侵入

ウイルスに利用された細胞は，死んでしまう

私たちがインフルエンザウイルスに感染して体調をくずすとき，体では何がおきているのでしょうか。

インフルエンザウイルスは，のどや鼻の細胞に感染すると，細胞が細胞自身の増殖のために使うシステムを利用して，増殖します。増殖した大量のウイルスは，細胞の外へと飛び出して，また新たな細胞に感染します。ウイルスに利用された細胞は，ぼろぼろにこわれ，死んでしまいます。私たちは，のどの細胞がこわされるとのどに痛みを感じ，気管や気管支の細胞がこわされると，せきやたんを出すようになります。さらに免疫細胞による炎症反応も，症状を加速させます。

免疫細胞の出す物質が，脳の体温中枢を刺激

インフルエンザにかかると，発熱して頭が熱くなります。しかし頭が熱くなるのは，のどの痛みなどとはちがい，ウイルスが頭に侵入するからではありません。**体内の免疫細胞がウイルスと戦うときに出す物質が，脳の体温中枢を刺激するために，熱が出ます。**体温が上がると，免疫細胞の活動が高まり，ウイルスなどを退治しやすくなるといわれています。発熱は，体を守るための反応なのです。

インフルエンザの攻撃

インフルエンザウイルスの感染によって，のどの痛みやせき，発熱がおきるしくみをえがきました（1～3）。

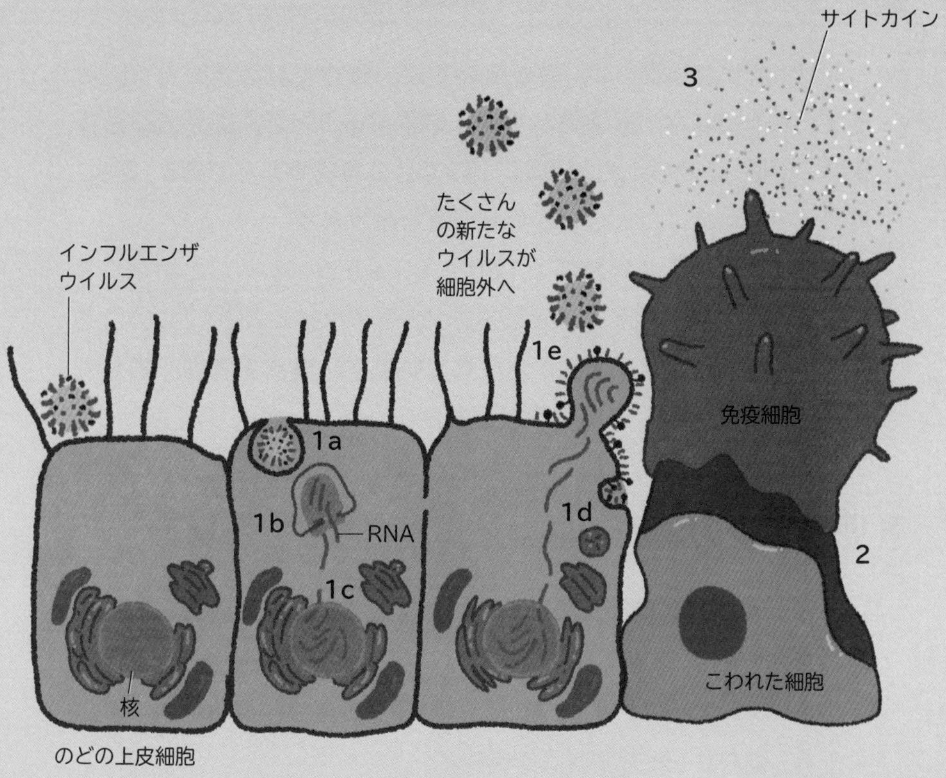

1. ウイルスがのどの細胞に侵入して増殖

ウイルスがのどの細胞に侵入し（1a），RNAを放出します（1b）。RNAは核に入り，増殖します（1c）。RNAの情報をもとに，ウイルスのスパイクなどがつくられます（1d）。ウイルスが組み立てられて，放出されます（1e）。

2. 細胞がこわれて，のどの痛みやせきが出る

細胞がこわれて，のどが痛いといった症状がおきます。気管の細胞がこわれると，せきが出るようになります。

3. 免疫物質が脳へ。高熱が出る

「サイトカイン」が，免疫細胞から放出されます。サイトカインが，ほかの物質を介して脳の体温中枢を刺激すると，熱が出ます。

— かぜ —

3 かぜも主にウイルス。さまざまな種類がある

細かく分類すると，200種類以上

かぜ（かぜ症候群）は，鼻からのどに，急性の炎症がおきる病気です。さまざまなウイルスや細菌に感染することで，引きおこされます。感染してから1～3日後に，37℃台の微熱やのどの痛み，鼻水，鼻づまり，せき，たんなどの症状があらわれます。

かぜを引きおこす病原体は，80～90％がウイルスだといわれています。代表的なウイルスとして，「ライノウイルス」「コロナウイルス」「RSウイルス」などが知られています。ウイルスは，細かく分類すると，全部で200種類以上も存在します。

乳児や年少の幼児では，注意が必要

ライノウイルスは，大人のかぜの原因の4割程度を占めるとされています。日本では，とくに春と秋に感染者が多く出ます。「ライノ」はギリシア語で「鼻」を意味し，その名の通り，鼻水や鼻づまりになる「鼻かぜ」を引きおこします。

一方，子供のかぜの原因は，RSウイルスであることが多いとされています。秋から春先にかけて流行し，発熱や鼻水，せきなどの，軽い症状をもたらします。乳児や年少の幼児では，重い気管支炎や肺炎などの原因となることもあるので，注意が必要です。

アデノウイルス

かぜを引きおこすウイルスの一つである，「アデノウイルス」をえがきました。正20面体のカプシドの内部に，遺伝情報が記録された「DNA（デオキシリボ核酸）」があります。エンベロープはもちません。

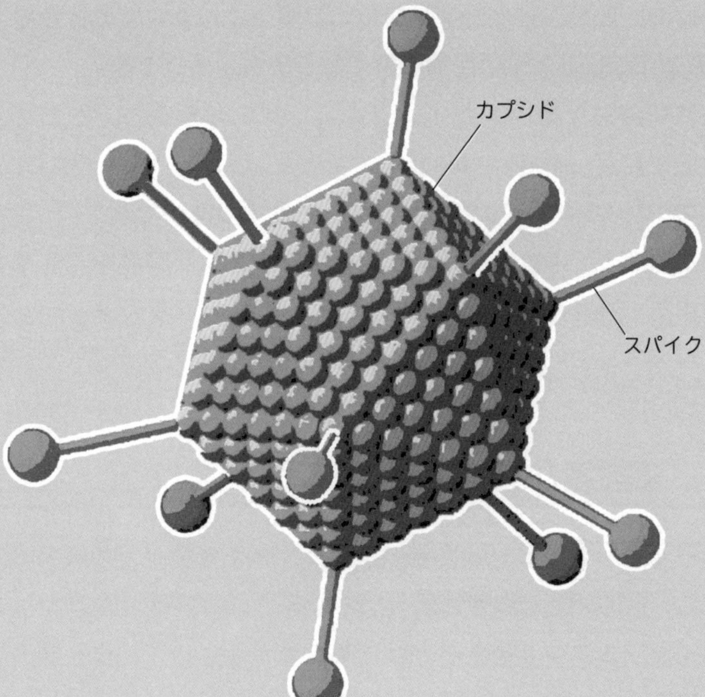

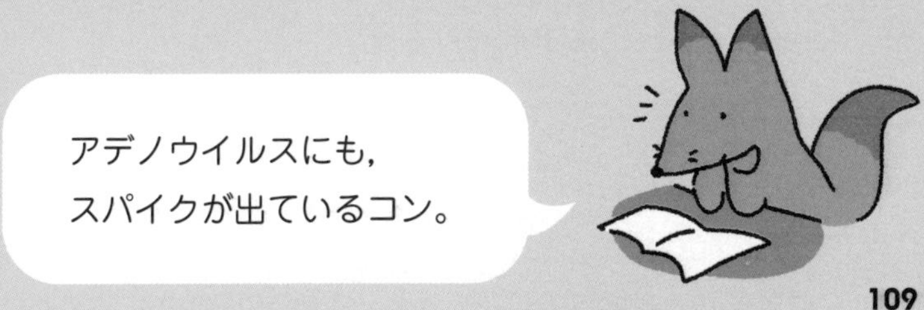

— かぜ —

4 かぜは主にのどから上，インフルはのどから下にも

免疫力が低い人は，合併症を発症しやすい

かぜのウイルスは，のどから上の「上気道」の粘膜に侵入して，炎症をおこします。一方，インフルエンザウイルスは，のどから下の「下気道」にも侵入し，症状も重くなる場合が多いです。

とくに免疫力が低い人がインフルエンザにかかると，さまざまな合併症を発症しやすくなります。たとえば毎年，幼児を中心に，100～数100例程度，突然にけいれんや意識障害がおきる「インフルエンザ脳症」が発生しています。インフルエンザ脳症を発症すると，およそ10％が死亡し，回復したとしても，重度の後遺症が残ることが少なくありません。

肺炎で，高齢者が死亡してしまう

高齢者がインフルエンザを発症すると，肺炎球菌などの細菌の侵入を許し，「二次性の細菌性肺炎」になることも多いです。実はこれが，インフルエンザをきっかけに高齢者が死亡してしまう最大の原因です。また，糖尿病や腎臓病などの慢性疾患が正しくコントロールされていないと，インフルエンザにかかることで症状が悪化し，合併症をおこしやすくなります。

かぜとインフルエンザの比較

かぜとインフルエンザの特徴を，表にまとめました。かぜの原因となるウイルスには，内部にRNAをもつ「RNAウイルス」と内部にDNAをもつ「DNAウイルス」の両方があります。一方，インフルエンザウイルスは，RNAウイルスだけです。

	かぜ	インフルエンザ
発症時期	1年を通じて散発的に発症	冬（12月～3月）に多い
経過	体調がゆっくり悪化していく	体調が突然悪化する
潜伏期間	感染から1～3日で発症	感染から1～3日で発症
発熱	37℃台の微熱	38℃以上の高熱
症状	[上気道症状]くしゃみ，せき，のどの痛み，鼻水・鼻づまり。 [全身症状]通常とくに無し。	[上気道症状]せき，のどの痛み，鼻水・鼻づまり。 [全身症状]関節痛，筋肉痛，頭痛，ほか
合併症	非常にまれ	インフルエンザ脳症（5歳以下の小児），二次性細菌性肺炎（65歳以上の高齢者），ほか
感染経路	主に，ドアノブや手すりなどを介した接触感染	主に，せき，くしゃみを介した飛沫感染
感染力	感染力は弱いが，広がる場合が多い	感染力が強く，急速に広がることもある。
主な 原因ウイルス	ライノウイルス，アデノウイルス，エンテロウイルス，RSウイルス，コロナウイルス，ほか （例）アデノウイルス 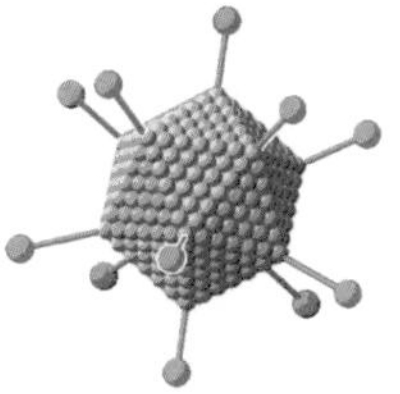	[A型]H1N1（2009），H3N2（香港型）。[B型]山形系統，ビクトリア系統。 インフルエンザウイルス 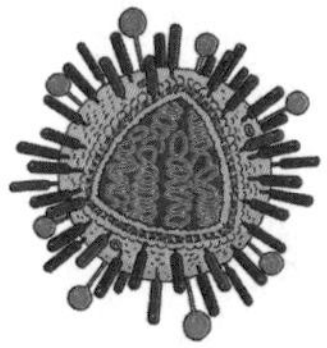

博士！
教えて!!

ネギを巻くといいんですか？

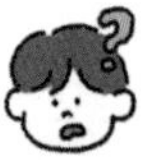
博士，ネギを首に巻くといいんですか？

なんじゃ？　かぜをひいたときの話かの？　日本には，かぜをひいたときに，焼いたネギを首に巻くと治るといういい伝えがあるようじゃの。

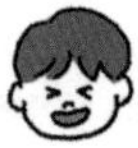
へぇ～。でもすごいにおいがして，気になって眠れなそう。ほんとに効くんですか？

焼いたネギを首に巻くとかぜが治るということは，科学的には証明されていないようじゃ。ネギがあるなら，首に巻くよりも，食べたらどうなんじゃ？

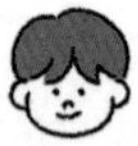
えっ，ネギにはどんな栄養があるんですか？

ネギ特有の香りを生む「硫化アリル」という成分は，血行をよくしたり，疲労を回復させたりする効果があるらしいの。ビタミンも豊富で，かぜ予防にぴったりじゃ。

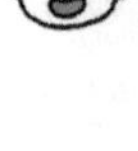
へえ～。じゃあ，いったん首に巻いてから食べよっと。

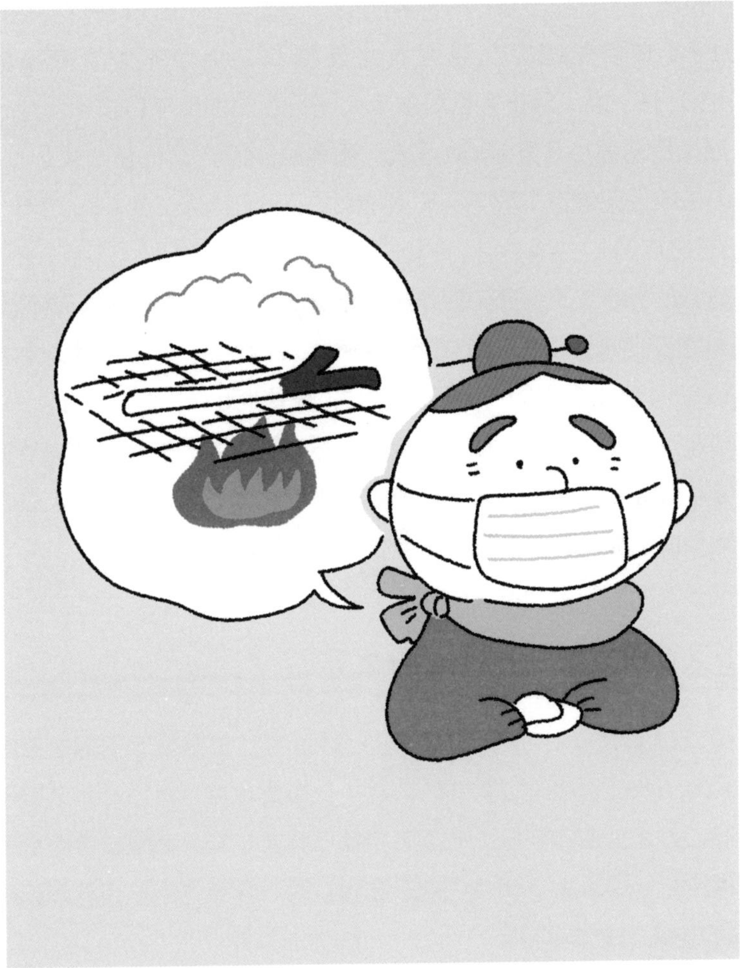

― 新型コロナ ―

5 似てる？　新型コロナウイルスは，王冠ウイルス

重症化すると，呼吸困難や多臓器不全

2019年末に中国で発見された新型コロナウイルス感染症（COVID-19）は，いまも世界中で大流行がつづいています。全世界の感染確認者は3億1000万人，死者は549万人に達しました。日本の感染確認者は177万人，死者は1万8401人です（2022年1月10日時点）。

新型コロナウイルス感染症の原因となっているのが，新型コロナウイルス（SARS-CoV-2）です。新型コロナウイルスに感染すると，1～14日後（平均5～6日後）に，発熱やせき，だるさなどの，かぜやインフルエンザと似た症状があらわれます。また，味覚や嗅覚がなくなることもあります。そして重症化すると，肺炎による呼吸困難や血栓症による多臓器不全などで，死亡します。

ウイルスの形が，王冠にみえた

新型コロナウイルスの「コロナ」とは，ギリシャ語で王冠を意味する「corona」に由来します。スパイクを突きだしたウイルスの形が王冠にみえたことから，そう名づけられました。新型コロナウイルスは，インフルエンザウイルスと同じく，内部に遺伝情報が記録されたRNAをもちます。

新型コロナウイルス

新型コロナウイルスをえがきました。RNAは，「カプシド」というタンパク質の殻におおわれて，らせん状をしています。そのまわりを「エンベロープ」という脂質の膜がおおい，そこに「スパイク」というタンパク質の突起がついています。

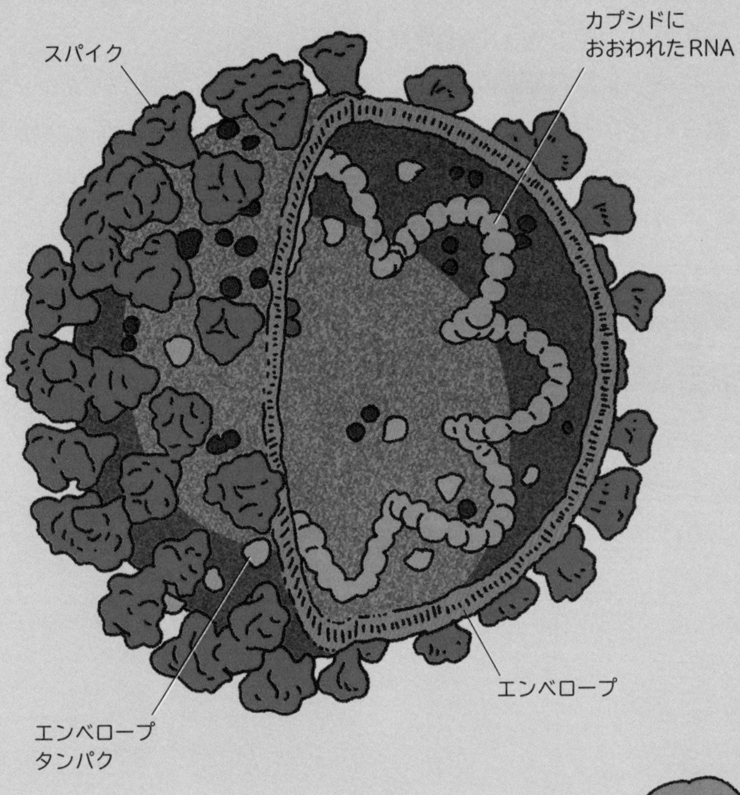

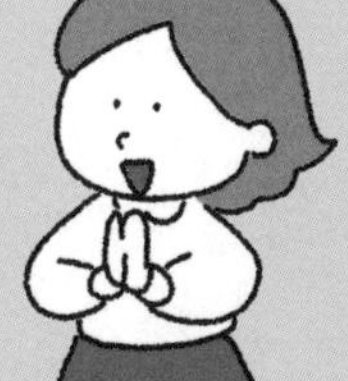

インフルエンザウイルスと構造が似ているけど，スパイクの形はちがうわね。

— 新型コロナ —

6 新型コロナウイルスは，気道の細胞に侵入

スパイクを「ACE2」に結合させて侵入する

新型コロナウイルスは，どのようにしてヒトの細胞に侵入し，感染を成立させるのでしょうか。

ヒトの気道の細胞の表面には，「ACE2（アンジオテンシン変換酵素2）」というタンパク質があります。ACE2は，血圧を上昇させる「アンジオテンシン」のはたらきを調節する酵素であり，本来は新

新型コロナウイルスの増殖

新型コロナウイルスが細胞内に侵入し，ウイルスのRNAと部品が複製され，たくさんの新たなウイルスとなって放出される過程をえがきました（1～3）。

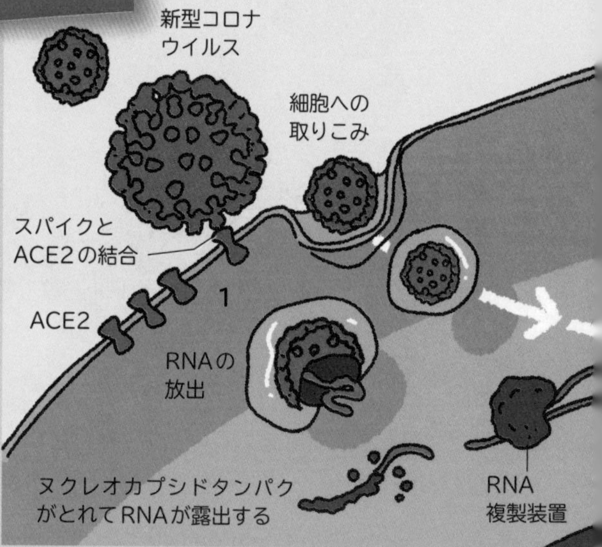

1. 新型コロナウイルスのスパイクがACE2に結合すると，ウイルスは細胞内へ取りこまれます。ウイルスは，細胞内にRNAを放出します。

型コロナウイルスとは無関係です。**ところが，新型コロナウイルスは，スパイクをACE2に結合させて，細胞に侵入するのです。**

ヒトの細胞のしくみを借用する

細胞に入った新型コロナウイルスは，RNAを細胞内に放出します。RNAは，複雑な過程を経て，複数のRNAへと複製されます。**また，RNAがもつ遺伝情報にもとづいて，スパイクやカプシドなどのウイルスの部品が合成されます。**この合成のために，ウイルスはヒトの細胞がもつタンパク質合成のしくみを借用します。そして，複製されたRNAと合成された部品は，たくさんの新たなウイルスとして組み上げられて，細胞外へと放出されます。

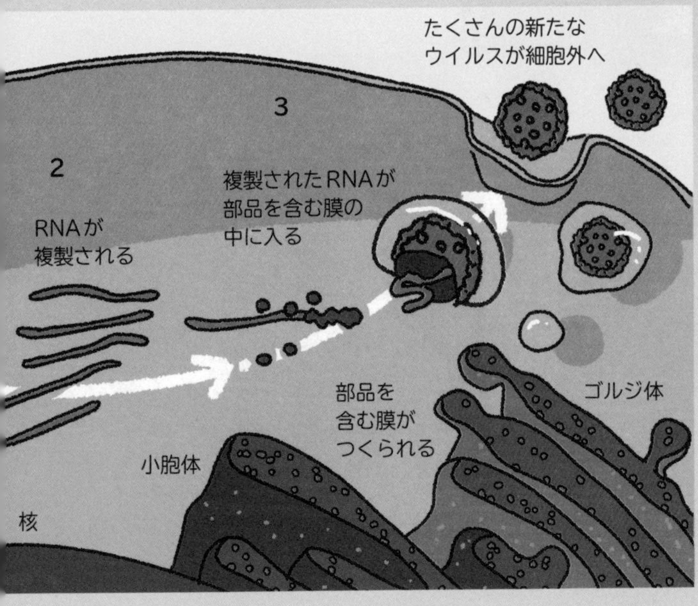

注：RNAの複製過程は実際にはもっと複雑です。このイラストでは簡略化しています。

2. ウイルスのRNAが複製されます。RNAの遺伝情報を元に，小胞体の内側にウイルスの部品が合成され，ゴルジ体へ運ばれます。

3. ゴルジ体からウイルスの部品を含む膜が放出され，その膜の中に複製されたRNAが入り，新たなウイルスになります。

— 新型コロナ —

7 肺胞で炎症が発生，呼吸困難におちいる

肺胞が水びたしになる

新型コロナウイルスに感染すると，約8割の人は，無症状または軽症でおさまります。しかし，残りの約2割の人は，肺炎による呼吸困難におちいります（ワクチン開発前の2020年の状況）。

肺炎は，肺胞や肺胞の壁で炎症がおきる病気です。**気道から侵入した新型コロナウイルスは，やがて肺胞の細胞に感染し，肺炎をも**

新型コロナの肺炎

健康な肺の肺胞（A）と，新型コロナウイルス感染症で肺炎になった肺の肺胞（B）をえがきました。

A. 健康な肺の肺胞

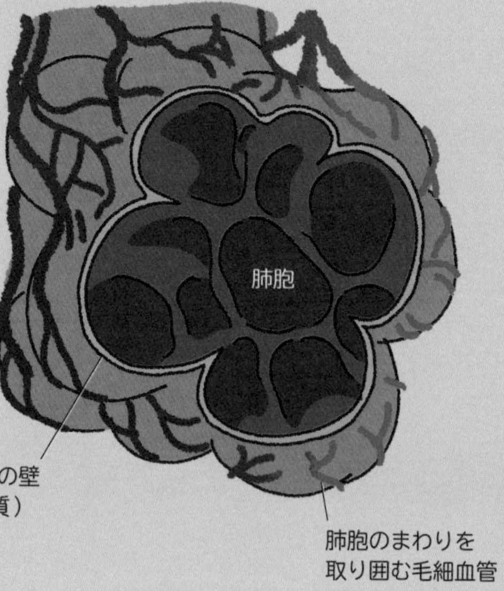

たらします。 肺炎が重症化すると，肺胞に水分がたまる「肺水腫《はいすいしゅ》」になります。本来，空気で満たされるはずの肺胞が水びたしになると，血液とのガス交換ができなくなり，呼吸困難におちいるのです。

壁が厚くなり，ガス交換がさらに困難に

さらに，新型コロナウイルス感染症にみられる特徴的な肺炎が，肺胞の壁（間質《かんしつ》）に炎症がおきる，「間質性肺炎」です。 炎症によって傷ついた壁を修復するために，間質ではコラーゲンが過剰につくられて壁が厚くなります。その結果，ガス交換がさらに困難になります。しかも，いったん厚くなった壁は元にもどりにくいため，ウイルスが消えても，息苦しさの後遺症が残ってしまうのです。

B. 新型コロナで肺炎になった肺の肺胞

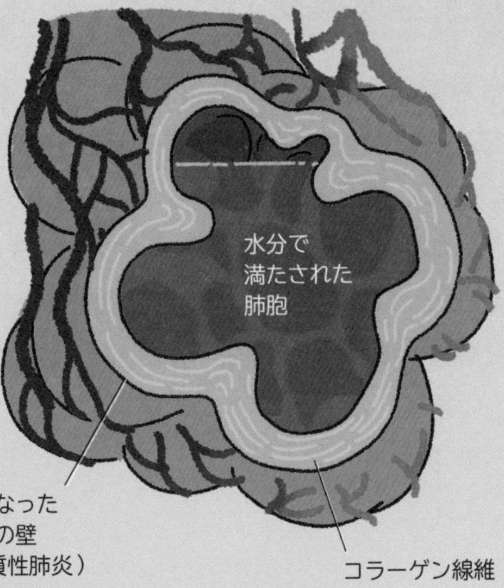

肺胞の細胞がダメージを受けると，肺胞内へと侵入する水分を外にくみ出すことができなくなり，内部が水分で満たされてしまいます（肺水腫）。また，ダメージを修復するためにつくられるコラーゲン線維によって，肺胞の壁が厚くなります（間質性肺炎）。その結果，ガス交換が困難になります。

— 新型コロナ —

8 免疫の過剰反応が，血のかたまりをつくる

サイトカインが，嵐のように放出される

「サイトカインストーム」という言葉を，新型コロナウイルスをきっかけに知ったという人も，多いのではないでしょうか。**炎症にともなって免疫細胞などから放出される「炎症性サイトカイン」が，嵐のように過剰に放出されて，ヒトの細胞にダメージをあたえる現象が「サイトカインストーム」です。**

新型コロナウイルスに感染して肺炎がおきると，ダメージを受けた肺の細胞や免疫細胞から，サイトカインが放出されます。そしてサイトカインストームがおきて，呼吸困難のリスクが高まります。

血栓が，心臓や脳に深刻な影響をあたえる

新型コロナウイルスが血液中に侵入し，血管の内壁をつくる細胞に感染すると，ダメージを受けた血管の細胞や免疫細胞からもサイトカインが放出されます。すると，サイトカインストームの影響が血液を通じて全身におよび，肺以外の臓器にも炎症をもたらします。

サイトカインストームがおきると，血管の内壁が破壊されたり，血液を凝固させるしくみに異常がおきたりして，血のかたまりである「血栓」ができやすくなります。この血栓が，心臓や脳などに深刻な影響をあたえてしまうのです。

新型コロナ重症患者の血管

新型コロナウイルス感染症の，重症患者の血管をえがきました。サイトカインストームが，血管にダメージをあたえ，血栓がつくられやすくなります。

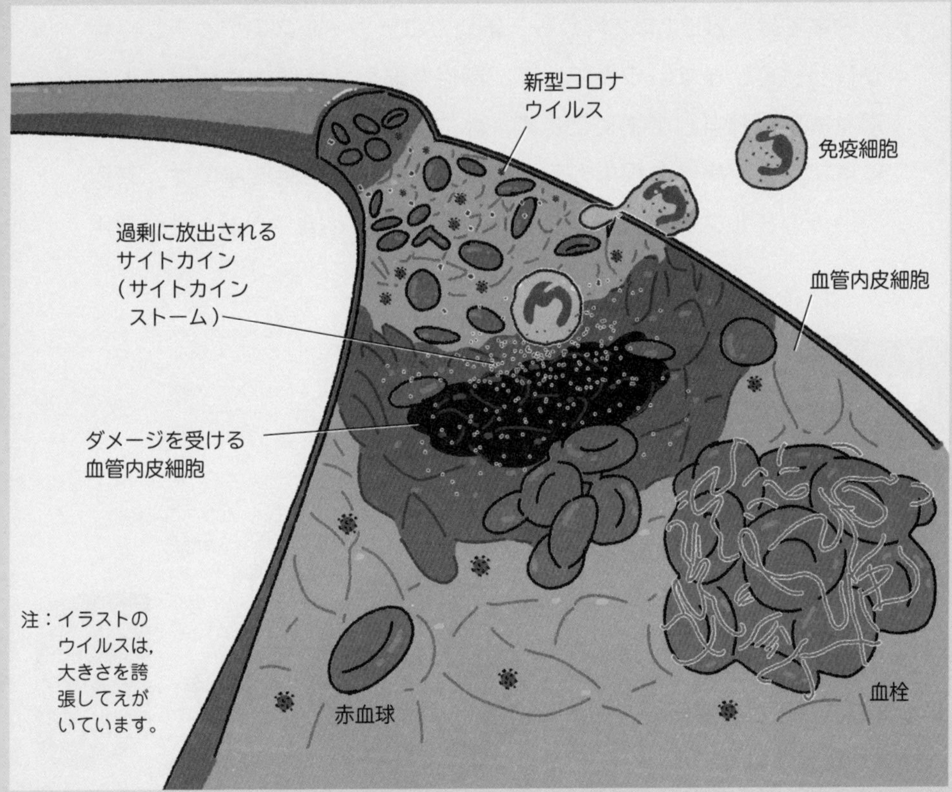

1. 新型コロナウイルスが，血管内皮細胞に感染するなどして，ダメージをあたえます。
2. ダメージを受けた血管内皮細胞や血管の外からやってきた免疫細胞から，サイトカインが放出されて，サイトカインストームがおきます。
3. サイトカインストームは，血栓を生じやすくします。この血栓が，心臓や脳などに深刻な影響をあたえることがあります。

— 新型コロナ —

9 技術の発展が，RNAワクチンを誕生させた！

病原体そのものではなく，RNAを使う

日本では，2021年2月から，新型コロナウイルスのワクチン接種が行われています。ワクチンは，毒性を弱めた病原体や病原体の一部を事前に投与しておくことで，体に免疫をつけ，病気にかかりにくくし，また病気の程度が軽くてすむようにする医薬品です。新型コロナウイルスのワクチンには，はじめて「RNAワクチン」が採用

新型コロナのRNAワクチン

新型コロナウイルスの，RNAワクチンのつくりかたとはたらきをえがきました（1～4）。RNAには，ウイルスのスパイクの遺伝情報が記録されています。注射すると，細胞の中でスパイクが合成され，ウイルスに対する免疫がつきます。

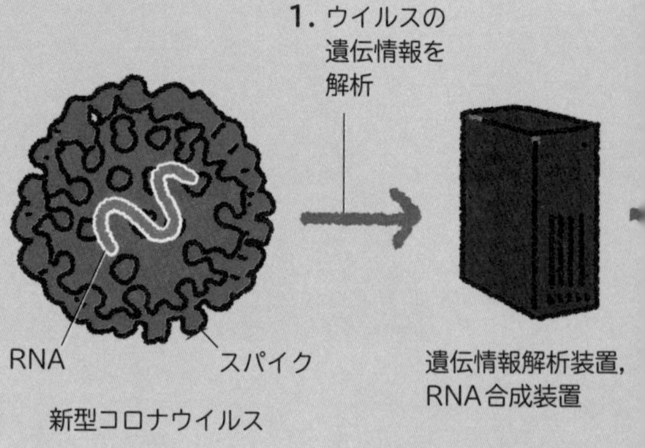

されました。**RNAワクチンは，病原体そのものではなく，病原体の一部の遺伝情報が記録されたRNA（リボ核酸）を使うワクチンです。**

RNAを，脂質の小さな粒子の中に入れた

RNAワクチンは，RNAを人工的に合成するため，短期間でつくることができます。しかし，RNAを注射したときにはげしい炎症がおきることと，RNAをうまく細胞の中に届けられないことが課題でした。そこで，通常のRNAとは少しことなるRNAを合成することで，炎症をおさえることに成功しました。また，RNAを脂質の小さな粒子の中に入れることで，細胞の中に届けることに成功しました。こうして，新型コロナウイルスのRNAワクチンが誕生したのです。

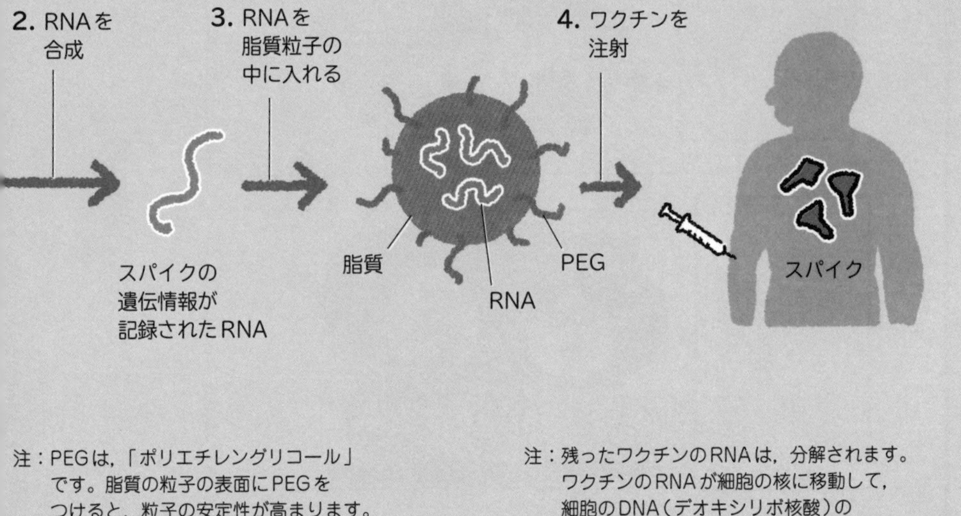

注：PEGは，「ポリエチレングリコール」です。脂質の粒子の表面にPEGをつけると，粒子の安定性が高まります。

注：残ったワクチンのRNAは，分解されます。ワクチンのRNAが細胞の核に移動して，細胞のDNA（デオキシリボ核酸）の遺伝情報を書きかえることはありません。

コッホのもとで口蹄疫を研究

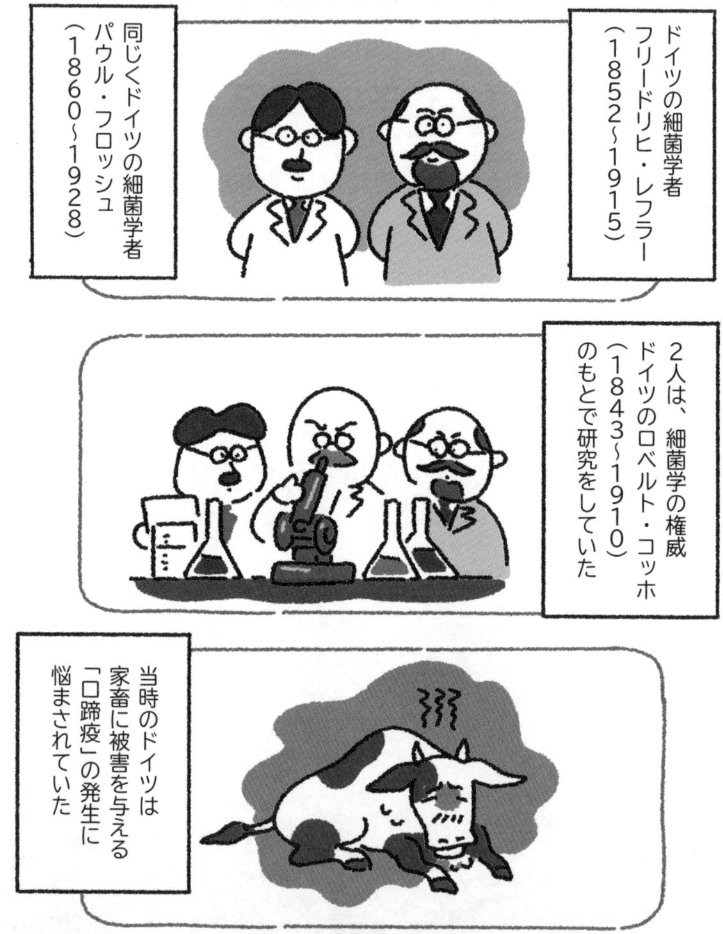

動物ウイルスを発見！

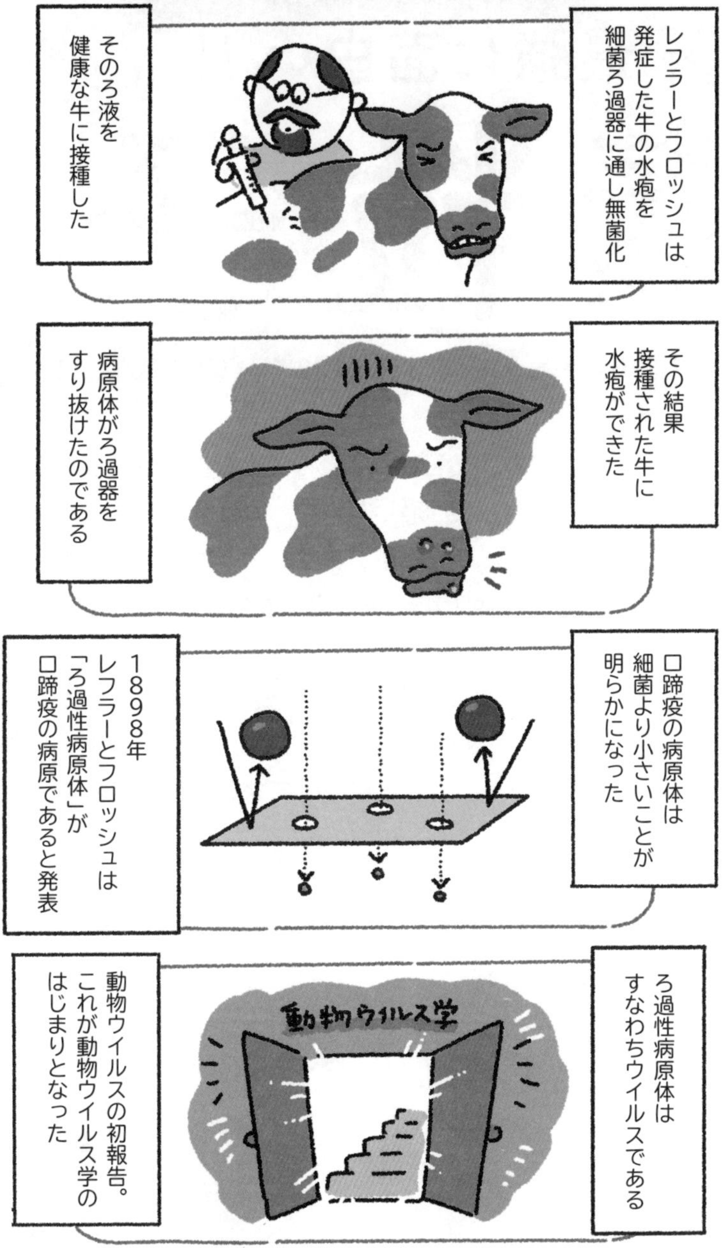
レフラーとフロッシュは
発症した牛の水疱を
細菌ろ過器に通し無菌化
そのろ液を
健康な牛に接種した
その結果
接種された牛に
水疱ができた
病原体がろ過器を
すり抜けたのである
口蹄疫の病原体は
細菌より小さいことが
明らかになった
1898年
レフラーとフロッシュは
「ろ過性病原体」が
口蹄疫の病原であると発表
ろ過性病原体は
すなわちウイルスである
動物ウイルス学
動物ウイルスの初報告。
これが動物ウイルス学の
はじまりとなった

主な内容

イントロダクション

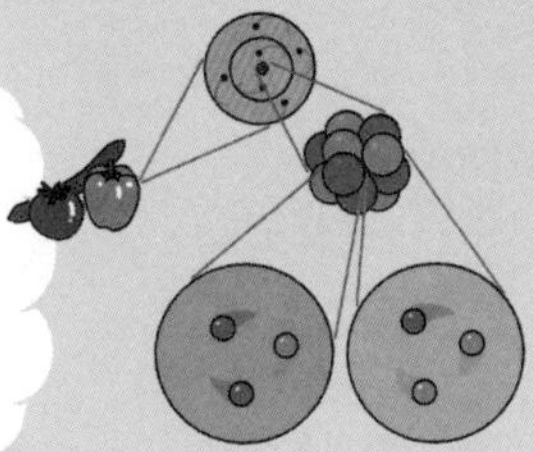

身のまわりの物質は，原子でできている
原子よりも，もっと小さい粒子がある！

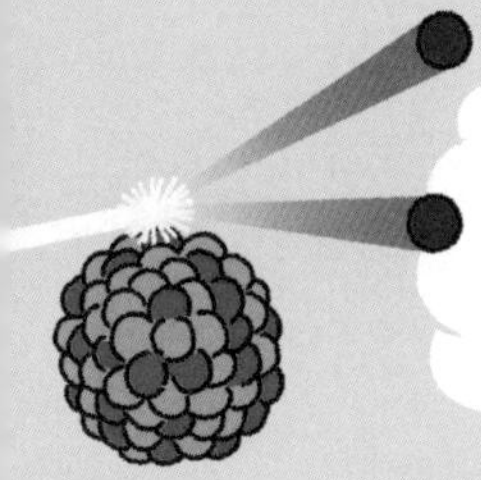

物質を形づくる素粒子

原子より小さい電子を発見！　素粒子研究のはじまり
地球もビルも手のひらも。ニュートリノはすり抜ける

力を伝える素粒子

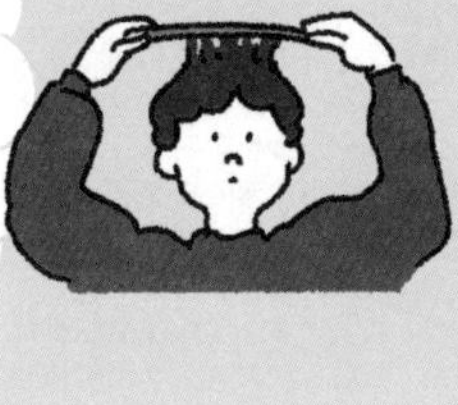

宇宙には，四つの基本的な力があるらしい
え？　電磁気力を伝えるのは，光の粒子!?

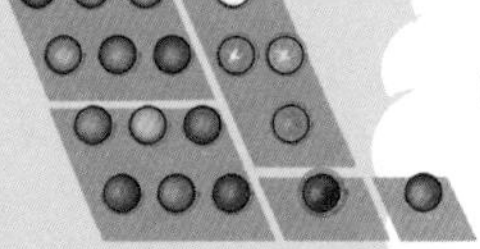

ヒッグス粒子から超対称性粒子へ

素粒子に質量をあたえる「ヒッグス粒子」を発見！
素粒子のパートナー，「超対称性粒子」があるかも

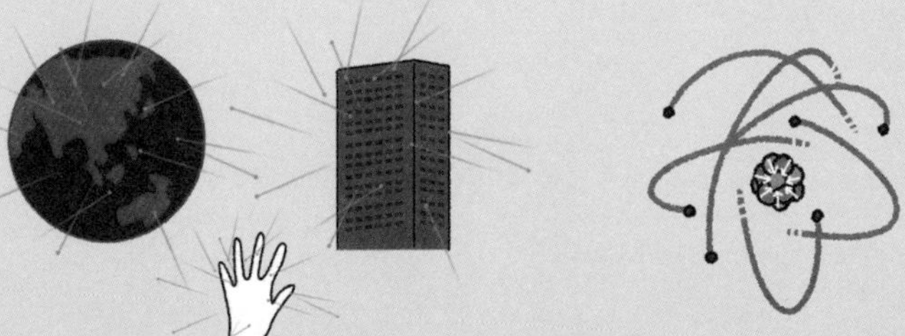

Staff

Editorial Management　木村直之
Editorial Staff　井手 亮，竹村真紀子
Cover Design　田久保純子
Editorial Cooperation　株式会社 オフィス201（高野恵子，新留華乃）

Illustration

表紙カバー　羽田野乃花，目黒市松さんのイラストを元に羽田野乃花が作成，浅野 仁さんのイラストを元に羽田野乃花が作成
表紙　羽田野乃花，目黒市松さんのイラストを元に羽田野乃花が作成
3　羽田野乃花
4　羽田野乃花，小林 稔さんのイラストを元に羽田野乃花が作成
5　門馬朝久さんのイラストを元に羽田野乃花が作成，羽田野乃花，目黒市松さんのイラストを元に羽田野乃花が作成，青木 隆さんのイラストを元に羽田野乃花が作成，山本 匠さんのイラストを元に羽田野乃花が作成
6　羽田野乃花，青木 隆さんのイラストを元に羽田野乃花が作成
7　羽田野乃花
15　羽田野乃花
19　金井裕也さんのイラストを元に羽田野乃花が作成，羽田野乃花
21　羽田野乃花（①）
23～25　羽田野乃花，小林 稔さんのイラストを元に羽田野乃花が作成
27～31　羽田野乃花
33　山本 匠さんのイラストを元に羽田野乃花が作成
35　門馬朝久さんのイラストを元に羽田野乃花が作成，羽田野乃花
37　門馬朝久さんのイラストを元に羽田野乃花が作成
39～41　羽田野乃花
43　奥本裕志さんのイラストを元に羽田野乃花が作成
45　目黒市松さんのイラストを元に羽田野乃花が作成
47　羽田野乃花
49　目黒市松さんのイラストを元に羽田野乃花が作成
51　奥本裕志さんのイラストを元に羽田野乃花が作成
53　目黒市松さんのイラストを元に羽田野乃花が作成
55　羽田野乃花，青木 隆さんのイラストを元に羽田野乃花が作成
56～57　羽田野乃花
58～59　山本 匠さんのイラストを元に羽田野乃花が作成
61　小林 稔さんのイラストを元に羽田野乃花が作成
63　吉原成行さんのイラストを元に羽田野乃花が作成
65　羽田野乃花
67　羽田野乃花（3Dデータ提供：筑波大学医学医療系消化器外科），羽田野乃花
69～71　羽田野乃花（①）
73～75　羽田野乃花
76～77　羽田野乃花，木下真一郎さんのイラストを元に羽田野乃花が作成
78　羽田野乃花
81　青木 隆さんのイラストを元に羽田野乃花が作成
83～87　羽田野乃花
89～91　浅野 仁さんのイラストを元に羽田野乃花が作成
93　羽田野乃花
95　羽田野乃花（①）
97　佐藤蘭名さんのイラストを元に羽田野乃花が作成，羽田野乃花
99～125　羽田野乃花

①：BodyParts3D, Copyright © 2008 ライフサイエンス統合データベースセンター licensed by CC表示ー継承2.1 日本”（http://lifesciencedb.jp/bp3d/info/license/index.html）

監修（敬称略）：
坂井建雄（順天堂大学保健医療学部特任教授）

本書は主に，Newton 別冊『病気の科学知識』の記事を，大幅に加筆・再編集したものです。

初出記事へのご協力者（敬称略）：
井澤正博（医療法人財団順和会山王メディカルセンター医師）
和泉雄一（東京医科歯科大学名誉教授，総合南東北病院オーラルケア・ペリオセンター長）
岡部信彦（川崎市健康安全研究所所長）
小俣政男（山梨県立病院機構（県立中央・北病院）理事長，東京大学名誉教授）
片山和彦（北里大学大学院感染制御科学府教授）
金子寛彦（東京工業大学工学院情報通信系教授）
椛島健治（京都大学大学院医学研究科教授）
川北哲也（北里大学北里研究所病院眼科部長）
河本 宏（京都大学ウイルス・再生医科学研究所教授）
北村 聖（地域医療振興協会顧問，東京大学名誉教授）
坂井建雄（順天堂大学保健医療学部特任教授）
佐藤信紘（順天堂大学名誉教授・特任教授，日本神経消化器病学会名誉理事長）
佐野靖之（佐野虎ノ門クリニック院長）
杉田昭栄（宇都宮大学名誉教授，東都大学教授）
髙久史麿（地域医療振興協会会長，日本医学会連合名誉会長）
高山守正（榊原記念病院特任副院長・循環器内科）
丹藤雄介（弘前大学大学院保健学研究科教授）
土屋了介（株式会社エムティーアイ社外取締役）
松岡雅雄（熊本大学生命科学研究部教授，京都大学名誉教授）
八木 透（東京工業大学工学院機械系准教授）
脇田隆字（国立感染症研究所長）
綿田裕孝（順天堂大学医学部教授）

ニュートン式
超図解 最強にわかる!!
人体 病気編

2022年4月15日発行

発行人　高森康雄
編集人　木村直之
発行所　株式会社 ニュートンプレス　〒112-0012 東京都文京区大塚3-11-6
https://www.newtonpress.co.jp/

ISBN978-4-315-52532-8